中国科学院教材建设专家委员会规划教材

全国高等医药院校规划教材

药学化学实验（Ⅰ）

主　编　王春华　马丽英　陈向明
副主编　黄玉玲　李　凤　于　晨　魏光成　李嘉霖
编　委　（以姓氏笔画为序）

于　晨　马丽英　王春华　王晓艳　王　雷　付彩霞

刘为忠　刘德胜　任　燕　张怀斌　张晓帆　李　凤

李嘉霖　陈向明　姜吉刚　胡　威　荣先国　赵红艳

赵娟娟　高宗华　黄玉玲　董秀丽　魏光成

科学出版社

北　京

内 容 简 介

为了培养既有扎实的理论基础、又有较强动手能力的应用型药学类专业人才，我们建立了一体化的药学化学实验教学体系：将无机化学、物理化学、分析化学和药物分析等实验内容融合为药学化学实验 I；将有机化学、药物化学、药物合成反应和天然药物化学实验融合为药学化学实验 II。药学化学实验 I 共为七个部分：基础知识和基本操作、基本原理和物理常数测定、元素化合物的性质、无机物的合成与制备、滴定分析、仪器分析以及设计性实验。

本书适用于高等医药院校药学、生物制药、制药工程、生物技术、医学检验、中药学等专业学生使用，也可用于其他专业的师生教学或科研工作参考。

图书在版编目（CIP）数据

药学化学实验（I）/ 王春华，马丽英，陈向明主编，—北京：科学出版社，2015.8
中国科学院教材建设专家委员会规划教材·全国高等医药院校规划教材
ISBN 978-7-03-045346-4

I. ①药… II. ①王… ② 马… ③ 陈… III. ①药学化学–化学实验–医学院校–教材 IV. ①R914-33

中国版本图书馆 CIP 数据核字（2015）第 185969 号

责任编辑：胡治国　王　超 / 责任校对：陈玉凤
责任印制：肖　兴 / 封面设计：陈　敬

科 学 出 版 社 出版
北京东黄城根北街 16 号
邮政编码：100717
http://www.sciencep.com
新科印刷有限公司　印刷
科学出版社发行　各地新华书店经销
*
2015 年 8 月第　一　版　　开本：787×1092 1/16
2015 年 8 月第一次印刷　　印张：20
字数：480 000
定价：65.00 元（全二册）
（如有印装质量问题，我社负责调换）

前　言

化学是药学类专业的支柱课程，为了培养既有扎实的理论基础、又有较强动手能力的应用型药学类专业人才，提高实验教学资源的利用率，我们建立了一体化的药学化学实验教学体系：将无机化学、物理化学、分析化学和药物分析等实验内容融合为药学化学实验Ⅰ；将有机化学、药物化学、药物合成反应和天然药物化学实验融合为药学化学实验Ⅱ。实验内容的编排由浅入深，由单一到综合，逐步增加实验难度，不仅使学生对药学化学实验有一个完整的认识，而且使学生在基本实验能力、综合应用能力和科研创新能力等方面得到充分的训练。本教材注重化学知识技能在药学实践中的应用，能有效地解决单一课程开设实验所造成的知识技能支离破碎和部分实验内容交叉重叠所带来的资源浪费等弊端。

药学化学实验Ⅰ共分七个部分。第一部分：基础知识和基本操作，包括实验误差与数据处理、化学实验基本操作、常用仪器使用等内容；第二部分：基本原理和物理常数测定，包括溶液、胶体、热力学、动力学、相平衡、电化学等化学基本原理以及摩尔质量、解离平衡常数、稳定常数、溶度积常数、表面张力等物理常数的测定；第三部分：元素化合物的性质；第四部分：无机物的合成与制备；第五部分：滴定分析，包括酸碱滴定、氧化还原滴定、配位滴定和沉淀滴定；第六部分：仪器分析，包括紫外、红外、荧光、原子吸收、气相、液相、旋光等仪器分析方法；第七部分：设计性实验，旨在使学生将所学的实验技能融会贯通，提高综合实践及创新能力。附录部分列出了常见化合物的物理常数，供大家参考。

参加本书编写工作的有滨州医学院王春华、马丽英、陈向明、黄玉玲、李凤、于晨、魏光成、李嘉霖、王晓艳、王雷、付彩霞、刘为忠、刘德胜、任燕、张怀斌、张晓帆、姜吉刚、胡威、荣先国、赵红艳、赵娟娟、高宗华、董秀丽，编写时参考和吸收了部分优秀教材内容，在此向有关作者及出版社表示衷心感谢。

本书适用于高等医药院校药学、生物制药、制药工程、生物技术、医学检验、中药学等专业学生使用，也可用于其他专业的师生教学或科研工作参考。

限于编者水平有限，本书难免存在不当之处，敬请专家、同行及使用本书的同学们提出宝贵意见。

编　者

2015 年 5 月

目　　录

第一部分 基础知识和基本操作

1.1 实验通则

1.1.1 实验目的

实验是药学专业化学教学的重要组成部分，其目的不仅使学生进一步理解和掌握专业所需的化学基本理论和操作技能，更重要的是培养学生科学的思维方式和自主探究能力，使学生树立严谨求实的科学态度和耐心细致的工作作风，能够综合运用所学化学知识和技能进行实验操作和实验设计，分析和解决与化学有关的实际问题。

药学化学实验 I 综合了无机化学、物理化学和分析化学的实验内容，通过本课程的学习，使学生进一步理解溶液、热力学、化学平衡、相平衡、动力学、电化学、表面现象和胶体等化学基本原理和基础知识；学会摩尔质量、折射率、旋光度、解离平衡常数、溶度积常数、稳定常数、速率常数、活化能、分配系数、表面张力等常用物理常数的测定方法；熟悉分析天平、酸度计、折射仪、旋光仪、紫外分光光度计、红外分光光度计、原子吸收分光光度计、气相色谱仪、液相色谱仪的原理和使用；熟悉常见元素和一般无机化合物的性质、制备、分离提纯及鉴别方法；掌握酸碱滴定、氧化还原滴定、配位滴定和沉淀滴定等定量分析测试技术；熟悉可见、紫外、荧光、原子吸收、气相色谱、液相色谱的原理和测定方法。在掌握基础知识和基本技能的前提下，通过设计性实验，使学生在科学方法上得到训练，提高综合实践及创新能力，为独立进行科学实验奠定基础。

1.1.2 实验室规则

(1)在实验前应认真预习实验内容，明确实验目的、原理、用途和注意事项，熟悉实验的操作过程，安排好实验计划及各项准备工作。

(2)进入实验室后，首先应检查仪器是否完好，使用时应小心谨慎，避免损坏。出现故障应及时报告。

(3)在实验过程中，要严格按照实验规程进行操作，不能随意改变操作方法和试剂用量。

(4)实验中要认真操作，细心观察，如实准确地记录实验现象和实验数据。要勤于思考，善于发现和解决实验中出现的问题。

(5)实验室要保持安静和整洁。不得在实验室中大声喧哗和随意走动。实验时要做到整洁有序，桌面、抽屉、水槽、地面、仪器等要保持干净，火柴梗、废纸等杂物应及时放入垃圾桶中，绝不能丢入水槽，以免堵塞下水道。

(6)实验完毕后，应将仪器洗涤干净，并按要求摆放整齐。课后要及时上交实验报告。

（7）实验同学要轮流值日。值日生的职责是整理仪器，打扫实验室，检查水、电、煤气，关好门窗等。

1.1.3　实验事故的预防和处理

化学实验需要使用各种试剂及仪器设备。不少试剂药品是易燃、易爆，或具有一定毒性的物质。不熟悉药品和仪器性能、违反操作规程和麻痹大意就可能发生中毒、火灾、爆炸、触电、割伤或仪器设备损坏等事故。为预防事故发生和正确处理危险事故，应熟悉实验室安全基本知识。

（一）玻璃割伤

实验室中最常见的外伤是由玻璃仪器破碎引发的。使用玻璃仪器时要轻拿轻放，安装玻璃仪器时，最好用布片包裹；往玻璃管上连接橡皮管时，最好用水浸湿橡皮管的内口。发生割伤后，应先将伤口处的玻璃碎渣取出，再用生理盐水将伤口洗净，轻伤可敷创可贴，伤口较大时，用纱布包好送医院处理。

（二）药品的灼伤与处理

药品灼伤是由于操作者的皮肤触及到腐蚀性化学试剂所致。这些试剂包括：强酸类，如浓硫酸；强碱类，如碱金属的氢化物、氢氧化物等；氧化剂类，如浓的过氧化氢、过硫酸盐等；还有如溴、钾、钠等某些单质。为防止药品灼伤，取用危险药品时，必须戴橡皮手套和防护眼镜。药品灼伤时，要根据药品性质及灼伤程度采取相应措施：被碱灼伤时，先用大量水冲洗，再用 1%～2%的乙酸或硼酸溶液冲洗，用水洗净后涂上烫伤膏；被酸灼伤时先用大量水冲洗，然后用 1%～2%的碳酸氢钠溶液冲洗，最后涂上烫伤膏；被溴灼伤时应立即用大量水冲洗，再用 75%乙醇溶液擦洗或用 2%的硫代硫酸钠溶液洗至灼伤处呈白色，然后涂上甘油或鱼肝油软膏；被金属钠灼伤时，先用乙醇擦洗，然后用水冲洗，最后涂上烫伤膏。以上这些物质一旦溅入眼中，应立即用大量水冲洗，并及时去医院治疗。

（三）防火防爆与灭火

实验室常见的易燃物包括：苯、甲苯、甲醇、乙醇、石油醚、丙酮等易燃液体，钾、钠等易燃易爆性固体，硝酸铵、硝酸钾、高氯酸、过氧化钠、过氧化氢、过氧化二苯甲酰等强氧化剂，氢气、乙炔等可燃性气体等。某些化合物容易发生爆炸，如过氧化物、芳香族多硝基化合物等，在受热或受到碰撞时均易发生爆炸。含过氧化物的乙醚在蒸馏时也有爆炸的危险。乙醇和浓硝酸混合在一起，会引起极强烈的爆炸等。为防止火灾和爆炸事故的发生，需要注意以下几点：热源附近严禁放置易燃物，严禁用一只酒精灯点燃另一只酒精灯，加热设备使用完毕时，必须立即关闭；不能用敞口容器加热和存放易燃、易挥发的试剂。倾倒或使用易燃试剂时，必须远离明火，最好在通风橱中进行；蒸发、蒸馏易燃液体时，不许使用明火直接加热，应根据沸点高低分别用水浴、砂浴或油浴等加热。在蒸发、蒸馏易燃液体过程中，要经常检查实验装置是否破损，是否被堵塞，如发现破损或堵塞应停止加热，将危险排除后再继续实验。要注意，常压蒸馏不能形成密闭系统，减压蒸馏不能用平底烧瓶、锥形瓶、薄壁试管等不耐压容器作为接受瓶或反应器。反应过于猛烈时，应适当控制加料速度和反应温度，必要时采取冷却措施。易燃易爆物若不慎外撒，必须迅速清扫干净，并注意室内通风换气。易燃易爆废物，不得倒入废液缸和垃圾桶中，应专门回收处理。

实验室起火或爆炸时，要立即切断电源，打开窗户，移走易燃物，然后根据起火或爆炸原因及火势采取正确方法灭火。地面或实验台着火，若火势不大，可用湿抹布或砂土扑灭。反应器内着火，可用灭火毯或湿抹布盖住瓶口灭火。有机溶剂和油脂类物质着火，火势小时，可用湿抹布或砂土扑灭，或撒上干燥的碳酸氢钠粉末灭火；火势大时，必须用灭火器扑灭。灭火器分二氧化碳灭火器、泡沫灭火器、四氯化碳灭火器等几种。二氧化碳灭火器是化学实验室最常用的灭火器。使用时，一手提灭火器，一手握在喷二氧化碳喇叭筒的把手上，打开开关，二氧化碳即可喷出。这种灭火器，灭火后危害小，特别适用于油脂、电器及其他较贵重的仪器着火时灭火。泡沫灭火器适用于油类着火，但污染严重，后处理麻烦；四氯化碳灭火器适用于扑灭电器设备、小范围的汽油、丙酮等着火，不能用于扑灭活泼金属钾、钠的着火；干粉灭火器的主要成分是碳酸氢钠等盐类物质，适用于油类、可燃性气体、电器设备、精密仪器、图书文件等物品的初期火灾。电源起火时，立即切断电源，用二氧化碳灭火器或四氯化碳灭火器灭火四氯化碳蒸气有毒，应在空气流通的情况下使用。衣服着火，切勿奔跑，应迅速脱衣，用水浇灭；若火势过猛，应就地卧倒打滚灭火或迅速以大量水扑灭。一旦发生烧伤，应立即用冷水冲洗、浸泡或湿敷受伤部位。如伤势较轻，涂上苦味酸或烫伤软膏即可；如伤势较重，应立即送医院治疗。

(四)安全用电

使用电器时，应防止人体与金属导电部分直接接触，不能用湿手或手握湿的物体接触电源插头。实验后应先关闭仪器开关，再将电源插头拔下。实验中如发现麻手等漏电情况发生，应立即报告指导教师。

(五)防中毒

化学实验所涉及的物质大部分具有毒性。Br_2、Cl_2、F_2、HBr、HCl、HF、SO_2、H_2S、$COCl_2$、NH_3、NO_2、PH_3、HCN、CO、O_3 和 BF_3 等均为有毒气体，具有窒息性或刺激性；强酸和强碱均会刺激皮肤，有腐蚀作用，会造成化学烧伤；无机氰化物、As_2O_3 等砷化物、$HgCl_2$ 等可溶性汞化合物为剧毒性物质；大部分有机物如苯、甲醇、CS_2 等有机溶剂、芳香硝基化合物、苯酚、硫酸二甲酯、苯胺及其衍生物等均有较强的毒性。为避免中毒，操作中注意以下事项：只要实验允许，应选用毒性较小的溶剂，如石油醚、丙酮、乙醚等；进行有毒物质实验时，要在通风橱内进行，并保持室内良好通风；辨别气体气味时，可用手轻轻将少量气流扇向鼻孔，切勿直接俯嗅所产生的气体；使用强腐蚀性试剂，如浓酸、浓碱，应谨慎操作，不要溅到衣服或皮肤上，取用这些试剂时应尽可能戴橡皮手套和防护眼镜；尽量避免手与有毒试剂直接接触。用移液管移取时，必须用洗耳球操作；实验操作的任何时候都不得将瓶口、试管口等对着人的脸部，以防由于气体、液体等冲出造成伤害。

实验过程中如发现头晕、无力、呼吸困难等症状，应立刻离开实验室，必要时应到医院就诊。

1.1.4　实验室三废处理

化学实验室不可避免的会产生某些有毒的气体、液体、废渣等实验废弃物。如果直接排出就可能污染周围的空气和水源，造成环境污染，损害人体健康。因此对废液、废气和废渣要经过一定的处理后，才能排弃。下面就化学实验常见废弃物的处理方法进行介绍。

（一）废气

产生少量有毒气体的实验应在通风柜中进行，通过排风设备将少量毒气排到室外。产生毒气量较大的实验必须有吸收或处理装置。

（1）溶液吸附法：溶液吸附法是用适当的液体吸收剂处理废气，除去其中有害气体的方法。常用的液体吸收剂有水、碱性溶液、酸性溶液、氧化剂溶液和有机溶液，它们可用于净化含有 SO_2、NO_x、HF、SiF_4、HCl、NH_3、汞蒸气、酸雾和各种有机蒸汽的废气。

（2）固体吸收法：固体吸收法是使废气与固体吸收剂接触，废气中的污染物吸附在固体表面，从而被分离出来的方法。此方法主要用于净化废气中低浓度的污染物。如活性炭可吸收大多数常见的无机及有机气体；硅藻土可选择性吸收 H_2S、SO_2、HF 及汞蒸汽；分子筛可选择性吸收 NO_x、CS_2、H_2S、NH_3 等。

（二）废液

（1）汞：由于不慎打破温度计，可以用一次性注射器收集起来，散落到地面、实验桌面上的汞，撒上硫黄粉，再清扫干净。

（2）重金属及其盐：可加碱或硫化钠使其形成氢氧化物或硫化物沉淀，过滤分离出固体。

（3）失效的铬酸洗液：用高锰酸钾氧化后可循环使用。

（4）含氰化物废液：倒入碱性亚铁盐溶液中，使其转化为亚铁氰化物盐类，再作废液集中处理。

（5）废酸、碱液：在实验室中设立废酸回收罐和废碱回收罐，分别中和处理。

（6）有机溶剂：用完的有机溶剂倒入容器中，定期进行蒸馏回收，对于不能回收的有机溶剂应用适当的方法进行无害化处理。

（三）废渣

化学实验室废渣主要为实验剩余的固体原料、固体生成物和废纸、碎玻璃仪器等杂物。对于固体原料，无论剩余多少一律回收。对于固体生成物，尽量综合利用，不能利用的，回收后要进行无毒化处理。有毒废渣、有毒废液处理生成的沉淀和已处理的固体有毒药品，要小心放入废品瓶中，统一处理。对无毒杂物，要放入指定的垃圾桶，集中后倒入指定地点。

1.2 实验误差与数据处理

1.2.1 误差的来源和分类

由于对试样的分析测定通常是由多个步骤、多种仪器和对多个物理量的测量完成的，并且受到时间、光照等多种因素的影响，测量值和真实值之间总会存在或大或小的误差，因此，在实验过程中要尽量减小误差的产生。实验误差可分成两类，即系统误差和随机误差。

(一) 系统误差

系统误差是由分析过程中的某些固定因素引起的，在重复测定时会重复出现，因而也称为可测误差。它的主要来源有以下几方面：

1. 方法误差 由于分析方法不够完善而引起的误差。例如，反应进行不完全，有副反应发生，滴定终点与化学计量点不一致等。

2. 仪器误差 因测定所用仪器不够准确而引起的误差。例如，分析天平两臂不等、砝码生锈、容量仪器刻度不准等。

3. 试剂误差 所用试剂或溶剂中含有微量杂质或干扰物质而引起的误差。

4. 操作误差 由于操作者的生理缺陷、主观偏见、不良习惯或不规范操作而产生的误差。操作误差与操作人员的个人因素有关，因此又称为个人误差。如操作者对颜色判断不够灵敏，造成滴定终点总是提前或拖后等。

(二) 随机误差

由能影响分析结果的某些偶然因素所引起的误差。如环境温度、湿度和气压等条件的微小波动，仪器性能的微小改变等都会产生随机误差。表面上看，随机误差造成测量值时大时小，时正时负，难以控制。但在平行条件下进行多次测定则可发现其统计规律：小误差出现的几率大，大误差出现的几率小，特别大的误差出现的几率非常小，绝对值相同的正负误差出现几率基本相等。因此，增加平行测定次数，用多次测定结果的平均值表示分析结果，可以减少随机误差。

需要注意的是，除了上面讨论的误差之外，也可能存在由于操作者粗心大意或违反操作规程等原因造成的过失误差，如加错试剂、打翻容器、读错数据、计算错误等，遇到这类测定数据应果断舍弃，不计入分析结果的计算。

1.2.2 测定结果的准确度和精密度

1. 准确度 测定值 x 与真实值 T 符合的程度称为准确度。准确度的高低用误差来衡量，误差是指测量值与真实值之差。误差越小，表示分析结果的准确度越高。误差可分为绝对误差 E 和相对误差 E_r，分别表示为

$$E = x - T$$

$$E_r = \frac{E}{T} \times 100\%$$

相对误差反映出了误差在真实值中所占的分数，能更合理地表达测定结果的准确度。误差可有正值和负值，分别表示测定结果偏高和偏低于真实值。

2. 精密度　精密度是指在相同条件下多次平行测定结果之间相互接近的程度，常用偏差来表示，偏差愈小，表明分析结果的精密度愈高，再现性愈好。单次测定值 x 与平均值 $\bar{x}$ 的差值称为绝对偏差 d，即

$$d = x - \bar{x}$$

在实际分析工作中，常用绝对平均偏差 $\bar{d}$、相对平均偏差 $\bar{d_r}$ 和标准偏差 s 来表示分析结果的精密度。

$$\bar{d} = \frac{|d_1| + |d_2| + |d_3| + \cdots + |d_n|}{n}$$

$$\bar{d_r} = \frac{\bar{d}}{x} \times 100\%$$

$$s = \sqrt{\frac{d_1^2 + d_2^2 + d_3^2 + \cdots + d_n^2}{n+1}}$$

式中，$|d|$ 表示偏差的绝对值，n 为测定次数。测定常量组分时，滴定分析结果的相对平均偏差一般应小于 0.2%。

需要说明的是，由于真实值实际上是无法知道的，因此，用相对真实值计算所得误差严格说来仍是偏差。所以，在实际工作中，误差和偏差并没有严格的区别。准确度和精密度是两个不同的概念，但它们之间有一定的关系。没有高的精密度，则一定得不到准确的测定结果，精密度是保证准确度的先决条件，但精密度高并不意味着准确度一定高。只有在消除了系统误差以后，好的精密度才能保证好的准确度。

1.2.3　提高测量准确度的方法

(一)选择合适的分析方法

各种分析方法的准确度和灵敏度是不同的。重量分析和滴定分析，灵敏度虽不高，但对于高含量组分的测定，能获得比较准确的结果。对于低含量组分的测定，因允许有较大的相对误差，所以采用仪器分析法是比较合适的。

(二)消除系统误差

由于系统误差是某种固定的原因造成的，只要找出产生误差的原因，就可以消除。

(1)校准仪器：在实验前对所使用的仪器进行校正，以减少仪器所带入的误差。

(2)对照试验：通常采用的方法有两种，一是选用组成与试样相近的标准试样来做测定，将测定结果与标准值比较；二是采用标准方法和所选方法同时测定某一试样，由测定结果作统计检验。对照试验是检查有无系统误差的有效方法。

(3)空白试验：即在不加入试样的情况下，按所选用的测定方法、条件和同样的试剂进行分

析,将所得结果作为空白值从试样的测定结果中扣除,就可以消除由试剂、水、器皿和环境等带入的杂质所引起的系统误差。空白试验对于微量和痕量组分的测定具有更重要的意义。

(三)减小测量误差

为了保证分析结果的准确度,应尽量减小测量误差。例如在滴定分析中,滴定管读数常有 0.01ml 的误差,在一次滴定中,需要读数两次,可能造成 0.02ml 的误差。为了使测量的相对误差小于 0.1%,消耗滴定剂的体积必须在 20ml 以上。再如,用万分之一的分析天平称量样品时,一次读数有 0.0001g 的误差,差减法称量,需要读数两次,可造成 0.0002g 的误差,为了使称量的相对误差小于 0.1%,被称量物品的质量必须 0.2g 以上。

(四)降低随机误差

在消除系统误差的前提下,平行测定的次数越多,平均值越接近真实值。因此,增加测定次数,可以减少随机误差。但过多增加平行测定次数将耗费过多的人力、物力和时间。在分析化学中,对同一试样通常要求平行测定 3~4 次。

1.2.4 可疑值的取舍

分析测定中常常有个别数据与其他数据相差较大,称为可疑值或离群值。对于有明显原因造成的可疑值,应予舍去,但是对于找不出充分理由的可疑值,则应根据实验对精密度和置信水平的要求进行取舍。可疑值取舍的方法很多,较简便的有 $4d$ 法、Q 值检验法和 Grubbs 检验法。在 3~10 次的测定数据中,若有一个可疑值,可采用 $4d$ 法和 Q 检验法,其中 Q 检验法较为严格;若有两个或两个以上可疑数据时,宜采用 Grubbs 检验法。

(一)$4d$ 法

在一组数据中,除去可疑值 $x_{可疑}$ 以后,求出其余数据的平均值 $\bar{x}$ 和平均偏差 $\bar{d}$。若 $|x_{可疑}-\bar{x}| \geqslant 4\bar{d}$,则可疑值应舍去,反之,则应保留。

(二)Q 检验法

将一组数据由小到大依次排列,求出可疑值与其邻近值的差值,然后将此差值的绝对值与极差(最大值与最小值之差)相比,得

$$Q_{计算}=\frac{|x_{可疑}-x_{临近}|}{x_{最大}-x_{最小}}$$

根据测定次数 n 和置信度 p,查舍弃商 Q 值表(表 1-2-1)。如果 $Q_{计算}>Q_{表}$,该可疑值应舍弃,否则应予保留。

表 1-2-1　舍弃商 Q 值表(置信概率 90%,95%,99%)

测量次数 n	3	4	5	6	7	8	9	10
$Q_{0.90}$	0.94	0.76	0.64	0.56	0.51	0.47	0.44	0.41
$Q_{0.95}$	1.53	1.05	0.86	0.76	0.69	0.64	0.60	0.58

（三）Grubbs 检验法

将一组数据由小到大依次排列，求出可疑值与平均值的差值，然后将此差值的绝对值与标准偏差相比，得

$$G_{计算} = \frac{|x_{可疑} - \bar{x}|}{s}$$

从表 1-2-2 中查出指定显著性水平的 G 值，并进行比较。如果 $G_{计算} > G_{表}$，则可疑值应舍去，否则应保留。

表 1-2-2　Grubbs 检验临界值表（置信概率 95%，99%）

n	3	4	5	6	7	8	9	10	11
$G_{0.95}$	1.15	1.48	1.71	1.89	2.02	2.13	2.21	2.23	2.36
$G_{0.99}$	1.15	1.50	1.76	1.97	2.14	2.27	2.39	2.48	2.56

n	12	13	14	15	16	17	18	19	20
$G_{0.05}$	2.41	2.46	2.51	2.55	2.59	2.62	2.65	2.68	2.71
$G_{0.01}$	2.54	2.70	2.76	2.81	2.85	2.89	2.98	2.97	3.00

1.2.5　有效数字及运算规则

有效数字是指实际上能测量到的数字，包括测得的全部准确数字和一位可疑数字。有效数字既能表达数值大小，又能表明测量的准确程度。例如，用分析天平称取邻苯二甲酸氢钾 0.5078g，精度为 0.1mg，则 0.507 是准确的，末位的 8 就是估计的。在记录与计算数据时，有效数字位数必须确定，不能任意扩大与缩小。

（一）有效数字位数的确定

0 在数字前面不作有效数字，0 在数字的中间或末端，都看作有效数字。例如：7.60 有三位有效数字，而 0.76 只有两位有效数字。

像 4800 这样的数值需使用科学计数法才能确定有效数字位数。例如：4.8×10^3 有两位有效数字，4.80×10^3 有三位有效数字。采用对数表示时，小数部分决定有效数字的位数。例如 pH=7.68，只有两位有效数字。表示分数、倍数的数字，或一些定义单位出现的数，是确切数，不受有效数字位数限制。

（二）有效数字的修约

在分析测定过程中，当测定值和计算值的有效位数确定后，要对它后面的多余的数字进行取舍，这一过程称为修约。修约通常采用四舍六入五成双的规则进行。即当被修约的首位数字为 4 时舍去；6 时进位；5 时，若后面还有数字则进位，后面没有数字时，5 前面一位数字是奇数则进位，5 前面一位数字是偶数则舍弃。例如 13.024、13.016、13.015、13.025 和 13.01501 均取四位有效数字，结果均为 13.02。

修约要一次完成，不能连续修约。例如，18.04501 取四位有效数字时，结果应为 18.05，

而不是先修约为五位 18.045，再修约为四位 18.04。

(三)有效数字的运算

1. 加减运算中有效数字取舍以小数点后位数最少的数字为准。例如
$$0.0201+24.00+1.10002 = 25.12$$
2. 乘除运算中有效数字取舍以有效数字位数最少的为准。例如
$$0.0231×24.00×1.10002 = 0.610$$

使用计算器时，只对最后结果进行修约，不必对每一步的计算数字进行取舍。

若某一数据的首位数字等于 9，在进行乘除运算时，有效数字的位数可多算一位。例如，9.56 可看成有 4 位有效数字参与运算。

1.2.6 Excel 和 Origin 软件在化学实验数据处理中的应用

在化学实验中,有时需要处理的数据很多,手工计算和绘图费时费力,用 Microsoft Excel 或 origin 处理则可以大大提高工作效率。

(一)Microsoft Excel 软件

Microsoft Excel 是常用的办公软件，在处理化学实验数据时，经常用到 Excel 的功能有函数计算、线性拟合等。

1. 函数计算　例如，用邻苯二甲酸氢钾标定盐酸溶液浓度，9 次测定获得数据：0.0998、0.1012、0.1011、0.1018、0.1021、0.0999、0.1013、0.1015、0.1018mol·L^{-1}，检查有无可疑值，并求测量结果的平均值、平均偏差、标准偏差。操作步骤取下：

(1)输入数据：打开 Microsoft Excel 2003，在表中输入实验数据，见图 1-2-1(a)；

(2)排序：左键选中数据表，在菜单中选择"数据"→"排序"→"我的数据区域"选择有标题行→"主要关键词"选择"HCl 浓度"→确定。见图 1-2-1(b)；

(3)可疑值检查：见图 1-2-1(c)，选择最小值和最大值用 Q 法检验是否存在可疑值。以最大值 0.1021 为例说明：在某空格处输入"=(B10−B9)/(B10−B2)"，确定，得 Q 计算=0.13。该值小于 Q 表=0.60，因此，0.1021 不属于可疑值，应保留参加数据统计。

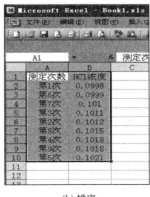
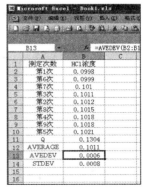

(a)输入　　　　　　　　(b)排序　　　　　　　　(c)运算

图 1-2-1　Excel 函数运算

(4)平均值、平均偏差、标准偏差的计算：空格内输入"=AVERAGE"，计算所选数据

区域的平均值；输入"=AVEDEV"，计算所选数据区域的平均偏差；输入"=STDEV"，计算所选数据区域的标准偏差。

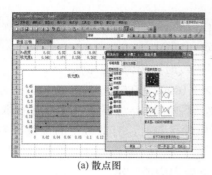 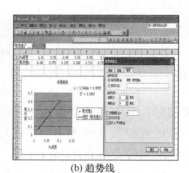

(a) 散点图　　　　　　　　　　　　(b) 趋势线

图 1-2-2　Excel 线性拟合

2. 线性拟合　如水中 Fe^{3+} 测定，将数据输入 Eexcel 表格，选中数据→菜单栏点"图表向导"→散点图，可得初步的曲线图，见图 1-2-2。

右键单点数据点→添加趋势线→类型选择"线性"，在"显示公式"和"显示 R 平方值"前打勾→确定，得到线性标准曲线和相关系数。

(二) Origin 软件简介

Origin 可绘制散点图、点线图、柱形图、条形三角图以及双 y 轴图形等，在化学实验中通常用散点图、点线图及双 y 轴图形。如果绘出的散点图或点线图是线性的，选择菜单栏中的 Analysis 中的 Fit Linear 或 Tools 菜单中的 Linear Fit 即可对图形进行线性拟合。结果记录中显示拟合直线的公式、斜率、截距、相关系数和标准偏差等。在线性拟合时，可屏蔽某些偏差较大的数据点，以降低拟合直线的偏差。如果绘出的是曲线，则需要进行非线性拟合。

数据处理时，经常要通过线性回归方程来求取斜率和截距。例如蔗糖水解反应速率常数的测定，实验测得反应时间 t 时的旋光度 α_t 和反应终了时的旋光度 α_∞，根据一级反应速率方程 $\ln(\alpha_t-\alpha_\infty) = -kt+\ln(\alpha_0-\alpha_\infty)$，以 $\ln(\alpha_t-\alpha_\infty)$ 对时间 t 作图，进行线性拟合，可求得速率常数 k。在 Origin 中处理过程如下：

(1) 启动 Origin，将实验测得的 t 和 α 的数据输入到 Data1 中的 A[x]列和 B[Y]列中。在空白处单击右键选择 Add New Column，得到 C[Y]列。

(2) 选中 C[Y]列，单击右键选择 Set Column Values，弹出 Set Column Values 对话框，输入 $\ln(col(B)-\alpha_\infty)$，其中"$\alpha_\infty$"为实验测定的 α_∞ 数值，点 OK 按钮，得到 $\ln(\alpha_t-\alpha_\infty)$ 的值。

(3) 选中 A[X]列的数据，按住 Ctrl 键再选中 C[Y]列的数据，选择 Plot 菜单下的 Scatter 或点击工具条上的 Scatter 按钮，得到散点图。

(4) 绘出散点图后，选择 Analysis 菜单中的 Fit Linear 或 Tools 菜单中的 Fit Linear 进行线性拟合。在 Results Log 窗口中即显示拟合直线的公式、斜率、截距、误差和相关系数等数据。

Origin 提供了多种非线性拟合方式，如多项式拟合、指数衰减拟合、指数增长拟合、s 形拟合函数等。Tool 菜单中有多项式拟合和 s 形拟合；Analysis 菜单中的 Non-linear Curve Fit

提供多种拟合函数的公式和图形；Analysis 菜单中的 Non-linear Curve Fit 选项还可让用户自定义函数。在处理实验数据时，可根据数据图形的形状和趋势选择合适的函数和参数，以达到最佳拟合效果。

1.2.6 实验报告格式

实验报告封面见图 1-2-3，实验报告第二页应列出本学期的实验项目，见图 1-2-4。

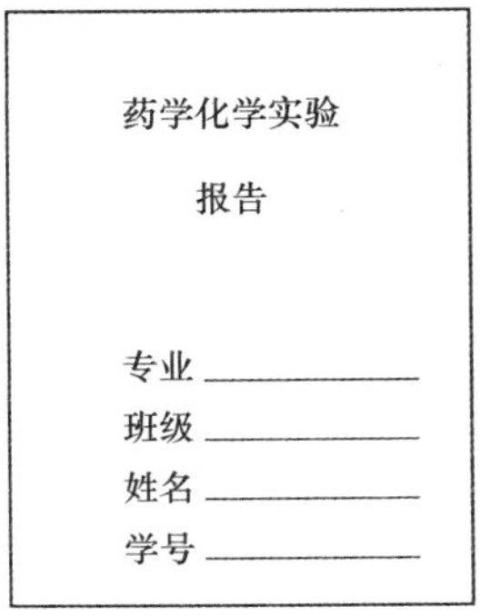

药学化学实验

报告

专业 _____

班级 _____

姓名 _____

学号 _____

图 1-2-3 实验报告封面

序号	实验项目	成绩	指导教师
1			
2			
3			
4			
5			
...			

图 1-2-4 实验项目列表图

普通化学实验报告格式如下：

1. 目的要求 明确实验的具体任务和目的。

2. 基本原理 写出简要原理、公式及其使用条件，避免照抄实验讲义。

3. 实验器材 记录主要仪器的名称、型号和实验药品的名称、浓度。

4. 实验步骤 根据实际操作写出简明操作步骤和注意事项，如实记录实验现象和数据，禁止捏造及抄袭他人实验数据。

5. 结果与讨论 写出实验结果，并对结果进行分析。定量分析及物理常数测定要报告测量结果的平均值及标准偏差，要求严格的定量分析需指出测定结果的平均值、置信度和置信区间，并按下述方式报告实验结果

$$\mu = \bar{x} \pm t \frac{s}{\sqrt{n}}$$

其中，μ 为真实值，$\bar{x}$ 测量结果的平均值，s 为标准偏差，n 为测量次数，t 为一定置信水平 P 下的 t 值，见表 1-2-3。

表 1-2-3 t 值分布表（置信概率 90%，95%，99%）

n / p	1	2	3	4	5	6	7	8	9	10	20	∞
0.90	6.31	2.92	2.35	2.13	2.02	1.94	1.90	1.86	1.83	1.81	1.72	1.64
0.95	12.71	4.30	3.18	2.78	2.57	2.45	2.37	2.31	2.26	2.23	2.09	1.96
0.99	63.66	9.92	5.84	4.60	4.03	3.71	3.50	3.36	3.25	3.17	2.84	2.58

6. 问题与思考 认真记录实验中的异常现象并分析原因，提出改进办法与建议，回答课后思考题。

1.3 基本操作

1.3.1 常用玻璃仪器的洗涤与干燥

(一)常用玻璃仪器介绍

化学实验中常用的玻璃仪器分为普通玻璃仪器和标准磨口仪器。常见的普通玻璃仪器有试管、烧杯、量筒等,如图 1-3-1 所示。

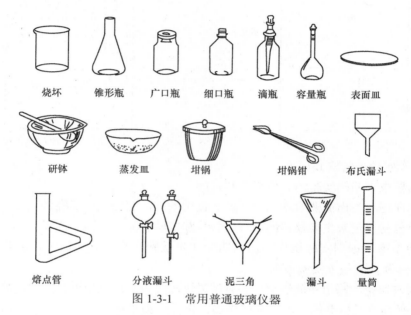

| 烧坏 | 锥形瓶 | 广口瓶 | 细口瓶 | 滴瓶 | 容量瓶 | 表面皿 |

| 研钵 | 蒸发皿 | 坩锅 | 坩锅钳 | 布氏漏斗 |

| 熔点管 | 分液漏斗 | 泥三角 | 漏斗 | 量筒 |

图 1-3-1 常用普通玻璃仪器

(二)常用玻璃仪器的洗涤

玻璃仪器必须要保证清洁,才能使实验得到准确的结果,学会清洗玻璃仪器,是进行化学实验最基本的要求。洗涤仪器的方法很多,应根据实验的要求、污物的性质和沾污的程度来选择。一般来说附着在仪器上的污物有尘土和其他不溶性物质、可溶性物质、有机物质和油污。针对不同情况,可选择不同的方法洗涤。

1. 简单清洗 仪器清洗最简单的方法是用毛刷蘸上去污粉或洗衣粉刷洗,再依次用自来水、蒸馏水冲洗干净。洗刷时,使用毛刷不能用力过猛,否则会戳破仪器。有时去污粉的微小粒子黏附在器壁上不易洗去,可用少量稀盐酸摇洗一次,再用自来水、蒸馏水冲洗。

2. 洗液清洗 在定量分析实验中或洗涤一些形状特殊的玻璃仪器,例如滴定管、移液管、容量瓶等时,可使用铬酸洗液。铬酸洗液是浓硫酸与饱和重铬酸钾的混合液,具有很强的氧化能力。使用铬酸洗液时,尽量把仪器中的水倒净,让洗液充分地润湿容器内壁,或将仪器放入洗液中浸泡半小时以上,再用自来水、蒸馏水洗涤干净。洗液可以反复使用,用后应立即倒回洗液瓶内。使用铬酸洗液时要注意不要溅到皮肤和衣服上。

3. 超声清洗　条件允许时，可采用超声清洗法，即在超声波清洗器中放入需要洗涤的仪器，再加入合适洗涤剂和水，接通电源，利用声波的能量和振动，把仪器清洗干净，超声清洗法既省时又方便。

对于某些污垢用通常的方法不能除去时，则可通过化学反应将黏附在器壁上的物质转化为水溶性物质后，再行清洗。

洗净的玻璃仪器在倒置时，内壁能被水均匀润湿，形成一层薄而均匀的水膜，如果挂有水珠，说明仪器还未洗净，需要进一步进行清洗。

(三)常用玻璃仪器的干燥

洗净的玻璃仪器常用下列几种方法干燥。

1. 风干　自然风干是指把已洗净的仪器置于干燥架上自然风干，这是常用且简单的方法。但必须注意，如玻璃仪器洗得不够干净，水珠便不易流下，干燥就会较为缓慢。

2. 烤干　烧杯和蒸发皿等可以放在石棉网上用小火烤干。试管可直接用小火烤干，操作时应将管口向下并不断来回移动试管，待水珠消失后，使管口朝上，把水汽赶出去。

3. 烘干　把玻璃器皿按顺序从上层往下层放入烘箱烘干，器皿口向上。带有磨口玻璃塞的仪器，必须取下活塞，再行烘干。烘干温度保持在100～105℃，约0.5h，待降至室温后取出，切不可趁热取出，以免破裂。烘箱工作时不可再往上层放入湿的器皿，以免水滴下落，使热的器皿骤冷而破裂。

4. 用有机溶剂干燥　在洗净后的器皿内加入少量与水混溶且容易挥发的有机溶剂如酒精和丙酮等，转动仪器，待器皿中的水与有机溶剂充分混合后倒出，用吹风机吹干或自然晾干。

带有刻度的定量容器不能用加热的方法进行干燥，一般可采用晾干或有机溶剂干燥的方法，吹风时宜用凉风。

1.3.2　试剂的级别与取用

(一)试剂的级别

1. 一级品　即优级纯，又称保证试剂(符号G.R.)，我国产品用绿色标签作为标志，这种试剂纯度很高，适用于精密分析，亦可作基准物质用。

2. 二级品　即分析纯，又称分析试剂(符号A.R.)，我国产品用红色标签作为标志，纯度较一级品略差，适用于多数分析，如配制标准溶液，用于鉴别及杂质检查等。

3. 三级品　即化学纯(符号C.P.)，我国产品用蓝色标签作为标志，纯度较二级品相差较多，适用于工矿日常生产分析。

4. 四级品　即实验试剂(符号L.R.)，杂质含量较高，纯度较低，在分析工作常用辅助试剂(如发生或吸收气体，配制洗液等)。

5. 基准试剂　纯度相当于或高于保证试剂，通常专用作定量分析的基准物质。称取一定量基准试剂稀释至一定体积，一般可直接得到标准溶液，不需标定，基准品如标有实际含量，计算时应加以校正。

6. 光谱纯试剂 杂质用光谱分析法测不出或杂质含量低于某一限度，这种试剂主要用于光谱分析中。

7. 色谱纯试剂 用于色谱分析。

8. 生化试剂 用于某些生物实验中。

(二)试剂的取用

取用试剂前，应看清试剂标签，以免用错试剂，取用试剂后立即盖紧瓶盖，防止药品与空气中的氧气等起发生化学反应。取用试剂时，注意不要多取，取多的药品，不能倒回原试剂瓶中，以防污染瓶内试剂。

1. 固态试剂的取用 固态试剂一般用药匙取用，不得用手直接拿取。药匙的两端为大小两个匙，分别取用大量固体和少量固体。试剂一经取出，就不能再倒回原瓶中，多余的试剂可放入指定容器。

2. 液态试剂的取用 液态试剂一般用量筒量取或用滴管吸取。

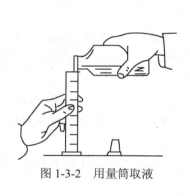

图 1-3-2 用量筒取液

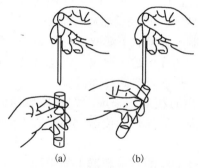

图 1-3-3 用滴管加试剂
(a)正确；(b)不正确

用量筒取液时，取下试剂瓶的瓶塞并将其仰放在桌上，一手拿量筒，另一手拿试剂瓶(注意试剂标签应在手心处)，瓶口紧靠量筒口边缘，慢慢倒出所需体积的试剂，将瓶口在量筒上靠一下，再把试剂瓶竖直，以免留在瓶口的液滴流到瓶的外壁(图 1-3-2)。读取刻度时，视线应与液体弯月面在同一水平面上。如果倾出了过多的液体，应弃去，不得倒回原瓶。试剂取用后，必须立即将瓶塞盖好，放回原处。注意：量筒不能用作反应器，也不能盛热的液体，更不能用来加热液体。

使用滴管时，先用手指紧捏滴管上部的橡皮头，赶走其中的空气，然后松开手指，吸入试液。将试液滴入试管等容器时，应将滴管置于试管口的正中上方，使试液滴入试管中，不得将滴管插入容器中(图 1-3-3)。滴管只能专用，用完后放回原处。一般的滴管一次可取 1ml(约 20 滴)试液。

1.3.3　固液分离及沉淀的洗涤

溶液与沉淀(或晶体)的分离方法有三种：倾析法、过滤法和离心分离法。

（一）倾析法

当沉淀（或晶体）颗粒较大，静置后能很快沉降至容器底部时，可用倾析法将沉淀上部的溶液倾入另一容器中而使沉淀与溶液分离，操作如图 1-3-4 所示。如需洗涤沉淀时，向盛沉淀的容器内加入少量水或洗涤液，将沉淀搅拌均匀，待沉淀沉降到容器的底部后，再用倾析法分离。反复操作两三次，即能将沉淀洗净。

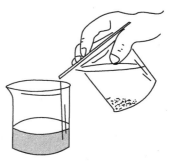

图 1-3-4　倾析法

（二）过滤法

过滤法是固液分离较常用的方法之一。溶液和沉淀的混合物通过过滤器（如滤纸）时，沉淀留在过滤器上，溶液则通过过滤器，过滤后所得的溶液叫做滤液。溶液黏度、温度、过滤时的压力及沉淀物的性质、状态、过滤器孔径大小都会影响过滤速度。溶液黏度越大，过滤越慢；热溶液比冷溶液容易过滤；减压过滤比常压过滤快。常用的过滤方法有常压过滤、减压过滤和热过滤三种。

1. 常压过滤　使用玻璃漏斗和滤纸进行过滤。按用途不同，滤纸分为定性、定量两种类型，按空隙大小不同，滤纸分为快速、中速、慢速三种类型。应根据沉淀的性质选择合适的滤纸。使用滤纸时，将其对折两次使之成扇形，展开呈锥形（图 1-3-5），调整角度使滤纸恰能与漏斗内壁密合，然后撕去三层滤纸的外面小角，把滤纸按在漏斗内壁上，用少量蒸馏水润湿，再用玻璃棒轻压滤纸四周，赶走滤纸与漏斗壁间的气泡。过滤时，漏斗要放在漏斗架上，漏斗末端紧靠接收器内壁。先倾倒溶液，后转移沉淀。将玻璃棒靠近三层滤纸处，溶液沿玻璃棒转入，漏斗内的液面要低于滤纸边缘，如图 1-3-6 所示。如果沉淀需要洗涤，应待溶液转移完毕，再将少量洗涤液倒在沉淀上，然后用玻璃棒充分搅动，静置放置一段时间，待沉淀下沉后，将上层清液倒入漏斗。洗涤两三遍，最后把沉淀转移到滤纸上。

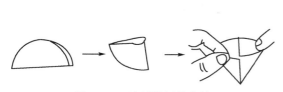

图 1-3-5　滤纸的折叠方法

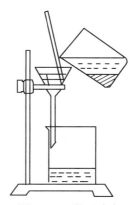

图 1-3-6　常压过滤

2. 减压过滤　减压过滤可缩短过滤时间，并可把沉淀抽得比较干燥，但它不适用于胶状沉淀和颗粒太细的沉淀的过滤。抽滤装置如图 1-3-7 所示。在连接真空泵的橡皮管和吸

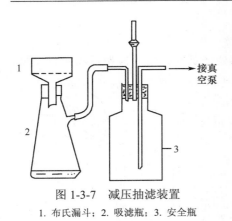

图 1-3-7 减压抽滤装置
1. 布氏漏斗；2. 吸滤瓶；3. 安全瓶

滤瓶之间安装一个安全瓶，用以防止因关闭真空泵后流速的改变引起自来水倒吸入吸滤瓶将滤液玷污。抽滤用的滤纸应比布氏漏斗的内径略小，但又能把瓷孔全部盖没。将滤纸放入并润湿后，打开真空泵，慢慢关闭安全瓶活塞，先稍微抽气使滤纸紧贴，然后用玻璃棒往漏斗内转移溶液，注意加入的溶液不要超过漏斗容积的 2/3。关闭安全瓶活塞，等溶液抽完后再转移沉淀。停止过滤时，应先打开安全瓶放气，然后才关闭真空泵，以防止自来水倒吸入瓶内。用玻璃棒轻轻揭起滤纸边缘，取出滤纸和沉淀，滤液则由吸滤瓶的上口倾出。在有强碱、酸、酸酐、氧化剂等存在时，由于它们能腐蚀普通滤纸，故不能使用布氏漏斗抽滤，可改用砂芯漏斗抽滤。

（三）离心分离法

当被分离的沉淀量很少时，使用一般的方法过滤后，沉淀会粘在滤纸上，难以取下，这时可以采用离心分离。实验室内常用电动离心机进行分离。电动离心机使用时，将装试样的离心管放在离心机的套管中，套管底部先垫些棉花。为了使离心机旋转时保持平稳，几个离心管放在对称的位置上，如果只有一个试样，则在对称的位置上放一支离心管，管内装等量的水。电动离心机转速极快，要注意安全。放好离心管后，应盖好盖子。先慢速后加速，停止时应逐步减速，最后任其自行停下，决不能用手强制它停止。离心沉降后，将沉淀和溶液分离时，左手斜持离心管，右手拿毛细滴管，把毛细滴管伸入离心管，末端恰好进入液面，取出清液。在毛细滴管末端接近沉淀时，要特别小心，以免沉淀也被取出。沉淀和溶液分离后，沉淀表面仍含有少量溶液，必须经过洗涤才能得到纯净的沉淀。为此，往盛沉淀的离心管中加入适量的蒸馏水或洗涤用的溶液，用玻棒充分搅拌后，进行离心分离。用吸量管将上层清液取出，再用上述方法操作 2～3 遍。

1.3.4 重结晶及溶剂选择

假如第一次得到的晶体纯度不合乎要求，可将所得晶体溶于适量热溶剂中达到饱和，冷却后因过饱和而结晶，利用溶剂对被提纯物质及杂质的溶解度不同，达到分离提纯的目的，此方法称为重结晶。

（一）重结晶的步骤

（1）根据要求选择合适的溶剂。
（2）将不纯固体样品溶于适当溶剂制成热的近似饱和溶液。
（3）如溶液含有有色杂质，可加活性炭脱色，将此溶液趁热过滤，以除去不溶性杂质。
（4）将滤液冷却，使结晶析出。
（5）抽气过滤，使晶体与母液分离。
（6）洗涤、干燥后测熔点，如纯度不合要求，可重复上述操作。

(二)溶剂选择

重结晶时溶剂的选择至关重要，所选的溶剂必须具备下列条件：

(1)不与被提纯物质发生化学反应。

(2)对杂质和被提纯物质的溶解度差别要大。

(3)容易挥发，易与结晶分离除去。

(4)能给出较好的晶体。

(5)无毒或毒性很小，价廉易得。

常用的重结晶溶剂有水、冰乙酸、甲酸、乙醇、丙酮、乙醚、氯仿、苯、四氯化碳、石油醚、二硫化碳等。当一种物质由于在一些溶剂中的溶解度太大，而在另一些溶剂中的溶解度又太小，不能选择到一种合适的溶剂时，常可用混合溶剂。即把对此物质溶解度很大的和溶解度很小的，而又能互溶的两种溶剂混合起来，这样可获得良好的溶解性能。常用的混合溶剂有：乙醇-水、乙醚-甲醇、乙酸-水、乙醚-丙酮等。

要使重结晶得到的产品纯度和回收率均较高，溶剂用量最关键。溶剂用量太大会增加溶解损失，太小在热过滤时会提早析出晶体带来损失。一般可比需要量多加20%左右的溶剂。

1.3.5 沉淀的烘干、灼烧及恒重

沉淀洗净，并确保洗涤液流干后，用玻璃棒将滤纸从三层部分的边缘开始，向中间折叠，把沉淀全部盖住，形成沉淀包。再用玻璃棒轻轻转动沉淀包，将之取出，尖端朝上并放入坩埚中。这样，大部分的沉淀与坩埚底部接触，以便沉淀的烘干和灼烧。

将放有沉淀包的坩埚倾斜置于泥三角上，坩埚盖半掩地斜倚在坩埚口(图1-3-8)，利用火焰将滤纸干燥、炭化。这个过程不能太快，尤其对于含有大量水分的胶状沉淀，很难一下烘干，若加热太猛，沉淀内部水分迅速汽化，会挟带沉淀溅出坩埚，造成实验失败。当滤纸包烘干后，滤纸层会炭化变黑，此时应控制火焰大小，使滤纸只冒烟而不着火，因为着火后，火焰卷起的气流会将沉淀微粒吹走。如果滤纸着火，应立即停止加热，用坩埚钳夹住坩埚盖将坩埚盖住，让火焰自行熄灭，切勿用嘴吹熄。滤纸全部炭化后，把煤气灯置于坩埚底部，逐渐加大火焰，并使氧化焰完全包住坩埚，烧至红热，把炭完全烧成灰，这种将炭燃烧成二氧化碳除去的过程叫灰化(图1-3-8(b))。灰化完全时沉淀应不带黑色。

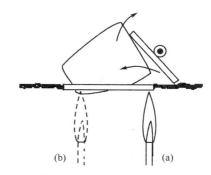

图1-3-8 沉淀的干燥和灼烧
(a)沉淀的干燥和滤纸的炭化；(b)滤纸的灰化和沉淀的灼烧

沉淀和滤纸灰化后，将坩埚移入高温炉中(根据沉淀性质调节适当温度)，盖上坩埚盖，但留有空隙。在与灼热空坩埚相同的温度下，灼烧40～45min，取出，冷至室温，称重。然后进行第二次、第三次灼烧，直至坩埚和沉淀恒重为止(相邻两次灼烧后的称量差值不大于0.4mg)。一般第二次以后只需灼烧20min即可。每次灼烧完毕从炉内取出后，都应在空气中稍冷后，再移入干燥器中，冷却至室温后称重。要注意每次灼烧、称重和放置的时间都要保持一致。

另外，烘干也可以在烘箱中进行。这种方法主要适用于经微孔玻璃滤器过滤得到的沉淀。其方法为将微孔玻璃滤器连同沉淀放在表面皿上，置于烘箱中，选择合适温度。第一次烘干时间可稍长(如 2h)，第二次烘干时间可缩短为 40min。沉淀烘干后，置于干燥器中冷至室温后称重。如此反复操作几次，直至恒重为止。注意烘干的温度与时间，随沉淀不同而不同。如丁二酮肟镍的烘干温度为 110～120℃，烘干时间为 40～60min；磷钼酸喹啉的烘干温度为 130℃，烘干时间为 45min；$BaSO_4$ 沉淀可在 800～850℃温度范围内烘干至恒重。

1.3.6 滴定分析基本操作

(一)容量瓶的使用

容量瓶是用于准确配制一定浓度溶液的玻璃仪器。它是一细颈梨形的平底瓶，由无色或棕色玻璃制成，带有磨口玻璃塞，颈部刻有标线，瓶上标有使用温度和体积。常用容量瓶有 10ml、25ml、50ml、100ml、250ml、500ml、1000ml、2000ml 等规格。

1. 使用方法 使用前要检查容量瓶是否漏水。检查方法是：放入自来水至标线附近，盖好瓶塞，瓶外水珠用布擦拭干净。左手按住瓶塞，右手拿住瓶底，将瓶倒立 1～2min，观察瓶塞周围是否有水渗出。如果不漏，将瓶直立，把瓶塞转动约 180° 后，再次倒立检查 1 次。若两次操作，容量瓶瓶塞周围皆无水漏出，即表明容量瓶不漏水。经检查不漏水的容量瓶才能使用。

配制溶液前先将容量瓶洗净。如果是用固体物质配制标准溶液，先将准确称取的固体物质置于小烧杯中溶解，再将溶液转入容量瓶中(热溶液应冷却至室温后，才能稀释至标线，否则将造成体积误差)。转移时，要使玻璃棒的下端靠在瓶颈内壁上，使溶液沿玻璃棒及瓶颈内壁流下，溶液全部流完后将烧杯沿玻璃棒上移，同时直立，使附着在玻璃棒与烧杯嘴之间的溶液流回烧杯中。然后用蒸馏水洗涤烧杯 2～3 次，洗涤液一并转入容量瓶。用蒸馏水稀释至容积2/3 处，摇动容量瓶，使溶液混合均匀，继续加蒸馏水，加至近标线时，要慢慢滴加，直至溶液的凹液面最低点与标线相切为止。随即盖紧瓶塞，使容量瓶倒转，并振荡数次，使溶液充分混合均匀，如图 1-3-9 所示。

如果把浓溶液定量稀释，则需要用移液管吸取一定体积的浓溶液移入容量瓶中，按上述方法稀释至标线，摇匀。

2. 注意事项 需避光的溶液应使用棕色容量瓶配制。容量瓶不能长期存放溶液，不可将容量瓶当作试剂瓶使用，尤其是碱性溶液会侵蚀瓶塞，使之无法打开。如需将溶液长期保存，应转移到试剂瓶中备用，试剂瓶要先用少量配好的溶液润洗 2～3 次，然后全部转入。

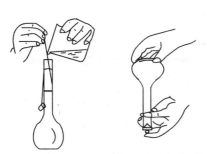

图 1-3-9 容量瓶的使用

用过的容量瓶应及时洗净，晾干。在瓶口与玻璃塞之间垫以纸条，以防下次使用时，打不开瓶塞。容量瓶不能用火直接加热或在烘箱中烘烤，如急需使用干燥的容量瓶时，可将容量瓶洗净后，用乙醇等易挥发的有机溶剂荡洗后晾干或用电吹风的冷风吹干。

(二)移液管和吸量管

吸管一般分无刻度吸管和刻度吸管两种。无刻度吸管称为移液管，它的中部膨大，上下两端细长，上端刻有环形标线，膨大部分标有体积及标定温度，有 1ml、2ml、5ml、10ml、25ml、50ml、100ml 等规格。刻度吸管称为吸量管，有 0.1ml、0.5ml、1ml、2ml、5ml、10ml、25ml 等规格，且刻有 0.1～0.01ml 的分度值，如图 1-3-10 所示。移液管和吸量管都是用于准确移取一定体积溶液的量出式玻璃量器。移液管只能量取某一定量的液体，吸量管可用于移取非固定量的溶液，一般只用于量取小体积的溶液。

1. 使用方法　使用前，将吸管依次用洗液、自来水、蒸馏水洗涤干净。先用滤纸将吸管下端内外的水吸净，然后取用少量所要移取的溶液，将吸管内壁润洗 2～3 次，以保证移取的溶液浓度不变。

在使用移液管吸取溶液时，一般用右手(左利手除外)的大拇指和中指拿住颈标线上方的玻璃管，将下端插至溶液液面下 1～2cm 的深度(插入太深会使管外黏附溶液过多，影响量取的溶液体积的准确性，太浅往往会产生空吸)，左手拿洗耳球，先把球内空气压出，然后把洗耳球的尖端插在移液管上口，慢慢松开洗耳球使溶液吸入管内。当液面升高到刻度以上时移去洗耳球，迅速用右手食指按住管口，将移液管提离液面，然后稍松食指，使液面下降，直到溶液的凹液面与标线相切，立刻用食指压紧管口。

将接受容器稍倾斜，小心地把移液管移入容器中，保持移液管垂直，管尖与容器上方内壁接触。松开食指，让溶液自然地沿器壁流下，流完后再等待 10～15s，取出移液管。一般情况下切勿把残留在管尖内的溶液吹出，因为在校正移液管时，已考虑了所保留的溶液体积，并未将这部分液体体积计算在内。

吸量管吸取溶液的方法与移液管相似，不同之处在于吸量管能吸取不同体积的液体。用吸量管取溶液时，一般使液面从某一分刻度(最高线)落到另一分刻度，使两分刻度之间的体积恰好等于所需体积。

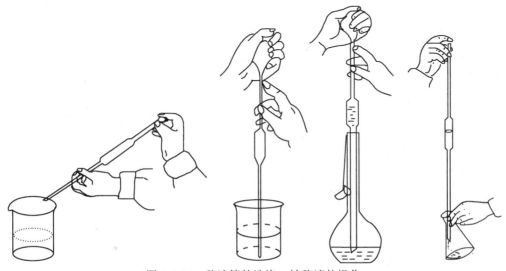

图 1-3-10　移液管的洗涤、转移液体操作

2. 注意事项　凡吸量管上刻有"吹"字的，使用时必须将管尖内的溶液吹出，不允许

保留。另外，刻度有自上而下排列，还有自下而上排列，读取刻度时要注意。

移液管使用后，应洗净放在移液管架上。移液管和吸量管都不能放在烘箱中烘烤，以免引起容积变化而影响测量的准确度。

(三) 滴定管

滴定管分为两种，具有玻璃活塞的滴定管称为酸式滴定管，用乳胶管(管内有一小玻璃球)与刻度管连起来的滴定管称为碱式滴定管。酸式滴定管用来测量除碱性以及对玻璃有腐蚀作用以外的溶液的体积，碱式滴定管用来测量碱性溶液的体积。

1. 酸式滴定管

(1)检漏：先将活塞关闭，在滴定管内充满水，将滴定管夹在滴定管夹上，放置 2min，观察管口及活塞两端是否有水渗出；将活塞转动 180º，再放置 2min，看是否有水渗出。若前后两次均无水渗出，活塞转动也灵活，即可使用。

(2)漏水处理：取下玻璃活塞，用滤纸或纱布擦干活塞及活塞槽。将少量凡士林涂抹在活塞孔的两端，活塞插入槽内，轻轻转动，观察活塞与活塞槽接触的地方是否呈透明状态，转动是否灵活，并检查活塞是否漏水。如不合要求则需要重新涂凡士林。若活塞孔或玻璃尖嘴被凡士林堵塞，可将滴定管充满水后，将活塞打开，用洗耳球在滴定管上部挤压、鼓气，一般情况下可将凡士林排出，若还不能把凡士林排出，可将滴定管尖端插入热水中温热片刻，然后打开活塞，使管内的水突然流下，将软化的凡士林冲出，并重新涂凡士林、检漏。

(3)装液：在正式装入滴定溶液之前，先将滴定管内注入所装溶液约 5～6ml，然后两手平端滴定管，慢慢转动，使溶液流遍全管，打开滴定管的活塞，使润洗液从管口下端流出，如此润洗 2～3 次，以保证溶液装入后的浓度不变，减少误差。装液时要直接将滴定液从容器中注入滴定管上口，不要再经过漏斗等其他容器，以免污染滴定溶液。

(4)排气：将滴定管充满溶液后，检查滴定管下端有无气泡存在，若有气泡，则右手拿滴定管上部无刻度处，并使滴定管倾斜 30º，左手迅速打开活塞，使溶液冲出管口，反复数次，即可达到排除气泡的目的。

(5)滴定：滴定最好在锥形瓶或碘量瓶中进行，必要时可在烧杯中进行。滴定时将滴定管固定在滴定管架上。

使用酸式滴定管时，左手握滴定管，拇指在管前面，食指和中指在管后面，无名指和小指向手心弯曲，轻轻贴着出口部分，其他三个手指控制活塞，注意手心悬空不可触及活塞，以免造成漏液，操作方法如图 1-3-11 所示。用右手拇指、食指和中指拿住锥形瓶，其余两指在下侧辅助握瓶。左手握滴定管，滴加溶液的同时要摇动锥形瓶，使滴下去的溶液尽快混合均匀。右手摇瓶时，应微动腕关节，使溶液向同一方向旋转，注意不要使瓶口碰撞滴定管，滴定速度一般控制在每秒 3～4 滴。当

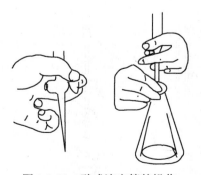

图 1-3-11 酸式滴定管的操作

瓶中溶液局部变色，摇动后消失时，即为接近终点，此时应加一滴摇一摇，待需摇 2～3 次后颜色才能消失时，终点临近。可用洗瓶冲洗锥形瓶内壁口，若仍未呈现终点颜色，可控制活塞流出半滴，用锥形瓶内壁将其沾落，用洗瓶冲洗锥形瓶内壁，直到出现终点颜色。为了便于观察终点颜色变化，可在锥形瓶下面衬一白纸或白瓷板。

2. 碱式滴定管

（1）检漏：检查橡皮管是否老化，玻璃珠大小是否适当，玻璃珠过大，则不便操作，过小，则会漏水。在滴定管中装满蒸馏水至零刻度，放置 2min，观察液面是否下降。

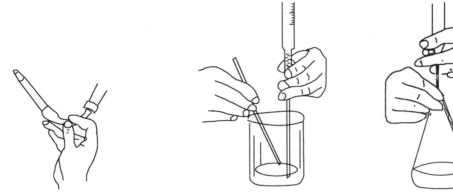

图 1-3-12　碱式滴定管排气法　　　图 1-3-13　碱式滴定管的操作

（2）漏水处理：可将橡皮管中的玻璃珠稍加转动，或略微向上推或向下移动一下，若处理后仍然漏水，则需要更换玻璃珠或橡皮管。

（3）装液和排气：洗净的滴定管在装液前，要先用待装溶液润洗 3 次，以免改变溶液浓度。滴定管装入操作溶液后，应先观察出口下端的滴头内是否存在气泡，若有气泡，需排出，左手拇指和食指捏住玻璃珠部位，使胶管向上弯曲并捏挤胶管，使溶液从管口喷出，即可排除气泡（图 1-3-12），然后调节管内液面至零刻度或接近零刻度处备用。

（4）滴定：将滴定管固定在滴定管架上，右手持锥形瓶，左手控制滴定管中溶液的流速。用左手拇指和食指捏住玻璃球上半部分或一侧，捏挤乳胶管，使玻璃球与乳胶管之间形成缝隙，溶液便可流出，边滴边摇，如图 1-3-13 所示。通过捏力的大小，调节流量，但不易用力过猛，致使玻璃球上下移动，以免松开手时进入空气。滴定完毕，若滴头下端有空气时，轻轻挤压玻璃球上侧，使其微微下移，排出下端空气后再读数。

滴定时，注意不要捏挤玻璃珠下部胶管，以免空气进入而形成气泡，影响读数。需要使用半滴溶液时，轻轻捏挤胶管，使溶液悬挂在出口管嘴上，形成半滴，用锥形瓶内壁将其沾落，用洗瓶冲洗锥形瓶内壁，摇匀即可。

到达终点滴定结束后，滴定管内剩余的溶液应弃去，不要倒回原瓶中。依次用自来水、蒸馏水冲洗数次，倒立夹在滴定管架上，便于下次使用。

3. 读数方法　读数不准是滴定误差的主要来源之一。由于溶液的表面张力，滴定管内的液面向下凹陷呈弯月形，无色水溶液凹液面清晰，应读与凹液面下缘相切的刻度，且视线应与之水平。有色溶液应读取凹液面上缘相切刻度。

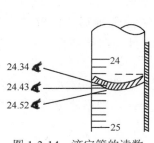

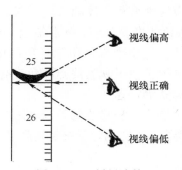

图 1-3-14 滴定管的读数　　　　　　　　　图 1-3-15 衬托读数

读数时，将滴定管从滴定管架上取下，用右手拇指和食指捏住滴定管上部无刻度处，使滴定管保持垂直(注入或流出溶液后，需静置 1～2min)，保持视线与液体凹液面相平后读数，如图 1-3-14 所示。为使读数准确，可用白纸板衬在滴定管后面。若使用白底蓝线滴定管应读取凹液面与蓝色尖端的交点相对应的刻度，如图 1-3-15 所示。

滴定时，最好每次均从零刻度或接近零的刻度开始，以消除因滴定管刻度不均而带来的误差。在同一次滴定中，读数应使用同一种读数方法。读数应该读到小数点后第二位，如 20.93ml。

1.4　常用仪器的使用

1.4.1　托盘天平

托盘天平是实验室常用的称量用具。由托盘、横梁、平衡螺母、刻度尺、指针、刀口、底座、标尺、游码、砝码等组成，见图 1-4-1。精度一般为 0.1g 或 0.2g，荷载有 100g、200g、500g、1000g 等。

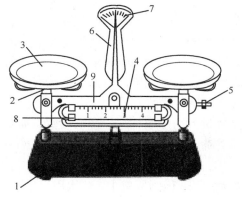

图 1-4-1　托盘天平

1. 底座；2. 托盘架；3. 托盘；4. 标尺；5. 平衡螺丝；
6. 指针；7. 分度盘；8. 游码；9. 横梁

(一)使用方法

1. 放水平　把天平放在水平台上，将游码拨至标尺左端的零刻线处。

2. 调平衡　调节横梁右端的平衡螺母(若指针指在分度盘的左侧，应将平衡螺母向右调，反之，平衡螺母向左调)，使指针指在分度盘中线处，此时横梁平衡。

3. 称量　将被测量的物体放在左盘，估计被测物体的质量后，按由大到小的顺序向右盘里加减适当的砝码，并适当移动标尺上游码的位置，直到横梁恢复平衡。

4. 读数　天平平衡时，左盘被测物体的质量等于右盘中所有砝码的质量加上游码对应的刻度值。

5. 整理　称量完毕要将砝码夹回砝码盒并整理器材，同时将游码移回零点。

(二)注意事项

(1)过冷过热的物体不可直接称量，应先在干燥器内放置至室温后再称。

(2)在称量过程中，不可再调节平衡螺母。

(3)若砝码与要称重物体放反了又使用了游码，则所称物体的质量比实际的小，应用砝码质量减去游码质量。若没有使用游码，则称的质量与实际相等。

1.4.2　分析天平

电子分析天平具有操作简便、灵敏度高等特点，还具有自动校正、自动去皮、超载指示、故障报警以及信号输出功能，现已取代机械天平广泛地应用于精密称量。

通用型电子分析天平(以奥豪斯仪器有限公司生产的通用型电子分析天平为例)主要有 2 种键：一种是 O/T 键，电子分析天平左右下方各一个，功能相同，既是开机键也是归零键；另一种是 Mode Off 键，在显示器的右侧，既是关机键又是选择键。天平使用方法如下：

(一)使用方法

1. 水平调节　分析天平后面有一个水准泡。水准泡必须位于液腔中央，否则称量不准确。旋转天平箱下面的两个调平基座，就可以调整天平水平。

2. 预热　接通电源，预热 20～30min。

3. 开机　按 O/T 键，显示器亮，显示天平型号及软件版本号，然后显示称量模式0.0000g。注意：若长时间按 O/T 键，屏幕则会显示 MENU，进入菜单。若误入菜单，则应按 Mode Off 键不放，直至显示屏上出现"8888…"，立即松手，显示屏上出现 0.0000g，天平回到称量状态。

如需其他单位称量，在开机时则需按住 O/T 键不放，直到显示出现 MENU 后松开，显示 UNITS。按 O/T 键，出现 On g，用 Mode Off 键选择该单位 ON 或 OFF。可以翻阅所有的测量单位并设置每个单位为 ON 或 OFF，直到 END 出现后结束，按 O/T 键保存。反复按 Mode Off 键直到 MENU END 出现，再按 O/T 键后，天平回到称量状态。

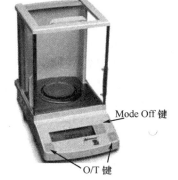

图 1-4-2　电子分析天平

4. 称量

(1)直接称量：天平开机，显示为零后，置称量物于称盘上，关上天平门，待数字稳定后，即可读出称量物的质量值。

(2)去皮称量：按 O/T 键清零，置容器于称盘上，天平显示容器质量，再按 O/T 键，显示零，即去除皮重。再置称量物于容器中，或将称量物(粉末状物或液体)逐步加入容器中直至达到所需质量，这时显示的是称量物的净质量。

(3)递减称量：递减称量又称减量法。在称量过程中样品易吸水、易氧化或易与

CO_2 等反应时，可选择此法。第一步，用纸带从干燥器中取出称量瓶，称出称量瓶及试样的总质量。第二步，将称量瓶从天平上取出，在接收容器的上方倾斜瓶身，用称量瓶盖轻敲瓶口上部使试样慢慢落入接收器中，瓶盖始终不要离开接收器上方。当倾出的试样接近所需量时，一边继续用瓶盖轻敲瓶口，一边逐渐将瓶身竖直，使黏附在瓶口上的试样落回称量瓶，然后盖好瓶盖，准确称其质量。两次质量之差，即为试样的质量。

5. 关机 称量结束后，按住 Mode Off 键直到显示屏出现 OFF 后松开。若长期不用应切断电源，拔下电源插头。

(二)注意事项

(1) 不能称量超过天平称量范围的物体，也不能用手按压称盘。

(2) 易挥发或具有腐蚀性物品不能与天平直接接触，要盛放在容器中称量。

(3) 读数时，应将天平门关闭，以防读数受气流影响而波动。

(4) 被称量的物品不能用手直接接触，以免引起称量误差。

1.4.3 电导率仪

DDS-307 型数字式电导率仪(图 1-4-3)适用于测定一般液体的电导率，若配用适当的电导电极，还可用于电子工业、化学工业、制药工业、核能工业、电站和电厂测量纯水或高纯水的电导率，且能满足蒸馏水、饮用水、矿泉水、锅炉水纯度测定的需要。

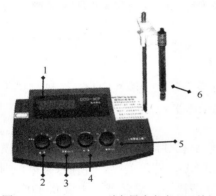

图 1-4-3　DDS-307 型电导率仪仪器面板
1. 显示屏；2. 选择开关；3. 常数补偿；4. 校准；5. 温度补偿；6. 电导电极

(一)结构原理

电导率是电阻率的倒数，表示溶液传导电流的能力。纯水电导率很小，当水中含无机酸、碱或盐时，使电导率增加。电导率常用于间接推测水中离子成分的总浓度。水溶液的电导率取决于离子的性质和浓度，溶液的温度和黏度等。电导率的单位是 $s \cdot m^{-1}$(西门子·米$^{-1}$)，一般使用单位为 $ms \cdot m^{-1}$。新蒸馏水电导率为 $0.05 \sim 0.2 ms \cdot m^{-1}$，存放一时间后，由于空气中的二氧化碳的溶入，电导率可上升至 $0.2 \sim 0.4 ms \cdot m^{-1}$；饮用水电导率在 $5 \sim 150 ms \cdot m^{-1}$；海水电导率大约为 $3000 ms \cdot m^{-1}$；清洁河水电导率约为 $10 ms \cdot m^{-1}$。电导率随温度变化而变化，温度每升高 1℃，电导率增加 2%，通常规定 25℃为测定电导率的标准温度。将两个电极(通常为铂电极或铂黑电极)插入溶液，测定两电极间的电阻 R。根据欧姆定律，温度一定时，这个电阻值与电极的间距 L(cm)成正比，与电极的载面积 A(cm^2)成反比。即

$$R = \rho \frac{L}{A}$$

由于电极面积 A 与间距 L 都是固定不变的，故 L/A 是一个常数，称电导池常数(以 K_{cell} 表示)。比例常数 ρ 叫作电阻率。其倒数称为电导率以 κ 表示。

$$\kappa = \frac{1}{\rho} = \frac{K_{cell}}{R}$$

当已知电导池常数，并测出电阻后，即可求出电导率。电导率仪由电导电极和电子单元组成。仪器中配有温度补偿系统、电导池常数调节系统以及自动换档功能等。

(二)使用方法

1. 开机　开启仪器后方电源开关。

2. 校准　将"选择"开关指向"检查"，"常数"补偿调节旋钮指向"Ⅰ"刻度线，"温度"补偿调节旋钮指向25℃刻度。调节"校正"调节旋钮，使仪器显示100.0μs·cm⁻¹。

3. 测量

(1)调节"常数"补偿旋钮使显示值与电极上所标电导池常数值一致。

(2)调节"温度"补偿旋钮至待测溶液实际温度值。

(3)调节"选择"开关至显示器有读数，若显示值消失表示量程太小，应改换量程。若显示器上"×10"的灯亮起来，测量的数值应×10。

(4)先用蒸馏水清洗电极，软纸吸干，再用被测溶液清洗一次，把电极浸入被测溶液中，轻轻摇动溶液，静置，显示稳定后读出溶液的电导率值。

(三)注意事项

(1)电导率对溶液的浓度很敏感，在测定前，一定要用被测溶液多次洗涤电导电极，以保证被测液与试剂瓶中的浓度一致。

(2)电极要轻拿轻放，切勿触碰铂黑；电极在使用前后应浸泡在蒸馏水内，以防电极铂黑脱落，引起电导池常数改变。

1.4.4　酸度计

酸度计是一种常用的仪器设备，主要用来精密测量液体介质的pH，配上相应的离子选择型电极也可以测量相应离子的浓度，它广泛应用于工业、农业、科研、环保等领域。

(一)结构原理

酸度计的主体是精密的电位计。测定时把复合电极插在被测溶液中，由于被测溶液的酸度(氢离子浓度)不同而产生不同的电动势，电动势通过直流放大器放大，最后由读数指示器(电压表)指示被测溶液的pH。酸度计能在pH 0~14范围内使用。

复合电极由玻璃电极和参比电极组成。玻璃电极的电位随溶液pH不同而改变，而参比电极的电位与溶液 pH 无关，两者进入溶液组成原电池，原电池的电动势与溶液pH 的关系为

$$E = K_E + \frac{2.303RT}{F}\text{pH}$$

其中，K_E 是与电极有关的常数，其数值可用已知 pH 的标准缓冲溶液进行确定，这一步称为定位。理论上，上式中 pH 前的斜率系数为 $2.303RT/F$，但实际斜率与理论斜率常存在细微差别，因此精密测量时还需要确定实际斜率，这就需要两个标准缓冲溶液，这就是双点定位。

酸度计有台式、便携式、表型式等多种，读数指示器有数字式和指针式两种。图 1-4-4 为 pHS-3C 型数字酸度计，其使用方法如下。

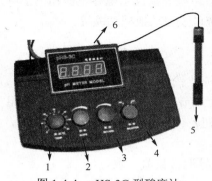

图 1-4-4   pHS-3C 型酸度计

1. 温度补偿；2. 斜率补偿；3. 定位；
4. 选择旋钮；5. 复合电极；6. 显示屏

（二）使用方法

1. 开机   打开仪器后方的电源开关，预热 30min。工作选择调至 pH 档，斜率旋钮调到 100% 位置（按顺时针方向调到不能转动为止），温度旋钮调至被测溶液的温度。

2. 定位   定位有两种方法，一是单点定位，二是双点定位。

（1）单点定位：以一种与被测溶液 pH 相近的标准缓冲溶液做定位溶液。复合电极接入仪器，将电极洗净，用吸水纸吸干后放入标准缓冲溶液中，轻轻摇动烧杯，使溶液混匀。静置，读数稳定后，调节定位旋钮至仪器显示缓冲溶液的 pH。

（2）双点定位：测量精度要求较高时，要采用双点定位法，即选择两种缓冲溶液做定位溶液。这要求被测溶液的 pH 介于两种缓冲溶液的 pH 之间，或接近两溶液的 pH。

斜率补偿旋钮顺时针旋到底，先将电极插入第一种缓冲溶液中，读数稳定后，调定位旋钮至仪器显示第一种缓冲溶液的 pH；清洗电极，吸干，放入第二种缓冲溶液中，待读数稳定后，调节斜率补偿旋钮至仪器显示第二种缓冲溶液的 pH。

（3）测量：经过定位的仪器，即可用来测定样品的 pH。这时温度调节旋钮、定位旋钮、斜率调节旋钮都不能再动。用蒸馏水清洗电极，用滤纸吸干电极球部后，把电极插在盛有被测样品的烧杯内，轻轻摇动烧杯，静置，待读数稳定后，就显示被测样品的 pH。

（三）注意事项

（1）复合电极的主要传感部分是电极的球泡，球泡极薄，千万不能跟硬物接触。测量完毕套上保护帽，帽内放少量补充液（饱和氯化钾溶液），保持电极球泡湿润。

（2）将电极从一种溶液移入另一溶液之前，要用蒸馏水或下一个被测溶液清洗电极，用滤纸将水吸干，以防改变被测溶液的酸度。

1.4.5   分光光度计

723 型分光光度计能在可见光谱区内对样品作定性和定量分析，其灵敏度、准确性和选择性都较高，因而在教学、科研和生产上得到广泛使用。

（一）结构原理

723 型分光光度计由光源室、单色器、试样室、光电管暗盒、电子系统及数字显示器等部件组成。光源为钨卤素灯，波长范围为 330～800nm。单色器中的色散元件为光栅，可获得一定波长的单色光。其外部结构如图 1-4-5 所示。

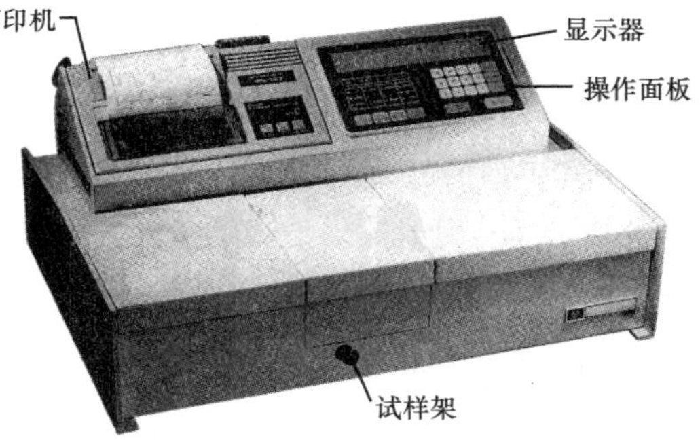

图 1-4-5　723 分光光度计外部结构图

（二）使用方法

1. 开机自检　打开电源开关及打印机开关，比色皿架上不放任何样品，仪器开始自检，显示窗口显示 723C→330→820→820→500，自检结束。

2. 扫描吸收光谱

（1）设置起始波长：$\boxed{\text{Go To}}$ 键+$\boxed{330}$+$\boxed{\text{enter}}$ 键（等待显示数字返回到 330nm）。

（2）设置扫描方式：$\boxed{\text{mode}}$ 键+$\boxed{1}$+$\boxed{\text{enter}}$ 键→$\boxed{\text{scan}}$ 灯亮。

（3）将某标准样品送入比色皿架，对准光路，按 $\boxed{\text{Start/stop}}$ 键，打印机自动打出吸光度 A 对波长 λ 的光谱图（波长从 330 到 800nm，大约 1min）。

3. 找出最大吸收波长　根据打印出的吸收光谱图找出物质的最大吸收波长 $\lambda_{\max}$。

4. 标准曲线的制作

（1）设定 $\lambda_{\max}$：$\boxed{\text{Go To}}$ 键+$\lambda_{\max}$ 数值+$\boxed{\text{enter}}$ 键。

（2）设定工作方式：$\boxed{\text{mode}}$ 键+$\boxed{2}$+$\boxed{\text{enter}}$ 键→$\boxed{\text{DATA}}$ 灯亮。

（3）将参比溶液和标准溶液倒入比色皿，置于样品室。

（4）将参比液送入光路，按 $\boxed{\text{ABS/100\%T}}$ 调零，显示 0.000。

（5）将标准样品依次送入光路，显示的数据即为标准溶液的吸光度。

根据标准溶液浓度及吸光度制作标准曲线。

5. 待测液吸光度的测定　将待测溶液倒入比色皿，置于样品室送入光路，显示的数据即为待测溶液的吸光度。

（三）注意事项

（1）大幅度改变测试波长时，需要重新调零。

（2）每台仪器所配套的比色皿，不能与其他仪器上的比色皿单个调换。

（3）手只能拿比色皿的毛玻璃面，不能拿透光面。

（4）为防止光电管疲劳，不测定时，必须将仪器的暗箱盖打开。

1.4.6　旋光仪

旋光性物质使偏振光的振动平面偏转的角度叫做旋光度。通过旋光度的测定，不仅可以鉴定旋光性物质，而且可以检测其纯度及含量。

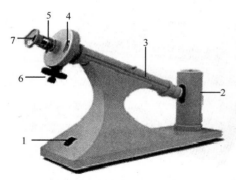

图 1-4-6　WXG-4 型旋光仪的外形图

1. 电源开关；2. 钠光灯；3. 镜筒；4. 刻度盘游标；
5. 视度调节螺旋；6. 刻度盘转动手轮；7. 目镜

（一）结构原理

实验室常用的旋光仪是 WXG-4 小型旋光仪，其外形如图 1-4-6 所示。

旋光仪主要由一个光源、两个尼科尔棱镜和一个盛测试样品的旋光管组成。普通光经第一个棱镜（起偏镜）变成偏振光，然后通过旋光管，再由第二个棱镜（检偏镜）检验偏振光的振动方向是否发生了旋转，以及旋转的方向和旋转的角度。

调节刻度盘转动手轮，通过目镜可以看到旋光仪的视场分为明暗相间的三部分，称为三分视场，如图 1-4-7（a）或（c）。当视场中三个区域内的明暗程度相等时称为零点视场，如图 1-4-7（b）所示：

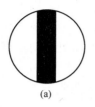　　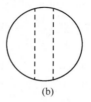　　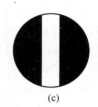

(a)　　　　　　　　　(b)　　　　　　　　　(c)

图 1-4-7　三分视场变化示意图

(a) 大于（或小于）零点的视场；(b) 零点视场；(c) 小于（或大于）零点的视场.

通过镜筒两侧的放大镜，从刻度盘及游标上可读取被测物质的旋光度。如图 1-4-8 所示，读数时先看游标的 0 落在刻度盘上的位置，记录下整数值（如图 1-4-8 中的 9），再看与主盘刻度线重合的游标位置，记录游标上的读数作为小数点以后的数值，可以读到两位小数（如图 1-4-8 中的 0.30），所以最后的读数为 $\alpha = 9.30°$。如果两个游标窗读数不同，则取其平均值。

为了确定未知化合物的旋光方向，可采用两次测定法，即把溶液的浓度降低或

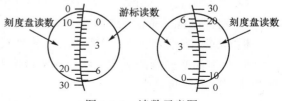

图 1-4-8　读数示意图

者将旋光管的长度缩短，如果浓度越大或旋光管越长，测得的旋光度越大，说明此物质的旋光方向为右旋，测得的数据即为该物质的旋光度，如果浓度越大或旋光管越长，测得的旋光度反而越小，说明该物质的旋光方向为左旋，测得的数据减去 180° 为其旋光度。

（二）使用方法

1. 开机　接通电源，预热 5～10min，使灯光稳定。

2. 校正　用蒸馏水冲洗旋光管数次，然后装满蒸馏水，使液面刚刚凸出管口，取玻璃盖沿管口壁轻轻平推盖好，旋上螺丝帽盖，不漏水也不要太紧，将旋光管外部拭干后放入镜筒中，管内如有气泡存在，需将气泡赶至旋光管的凸起处，若气泡过大，则需重新装填。转动目镜上的视度调节螺旋至三分视场清晰。转动刻度盘手轮，找出两种不同视场，如图 1-4-7（a）或（c）所示，然后在两种视场之间缓缓转动刻度盘手轮，使三分视场明暗程度均匀

一致，即零点视场，如图 1-4-7(b)。记录刻度盘上的读数即为仪器的零点值。

3. 测定　取出旋光管，用待测液润洗三次，加满待测液。用上面相同方法找出零点视场，在刻度盘上读数，重复三次，取平均值，即为旋光度的观测值，由观测值减去零点值，即为该样品的旋光度。

(三)注意事项

(1)旋光仪的钠光灯使用时间不宜超过 4h，以免影响其使用寿命。

(2)旋光管使用后，特别在盛放有机溶剂后，必须立即洗净，避免两头衬垫的橡皮圈因接触溶剂而发粘。旋光管洗涤后不可置于烘箱内干燥，因玻璃与金属的膨胀系数不同，将造成破裂。用后可晾干或以乙醚冲洗数次使干。

(3)旋光管两端的圆玻片为光学玻璃，必须小心用软纸擦，以免磨损。

1.4.7　折射仪

(一)结构原理

折射率是物质的特性常数，它可以用来检验物质的纯度，也可以进行定性分析。当光线由一种透明介质 A 进入另一透明介质 B 时，由于光在两种介质中传播速度不同，光的方向就会改变，这种现象称为光的折射。此时入射角 α 的正弦与折射角 β 的正弦之比为一常数，此常数称为介质 B 对介质 A 的折射率，即

$$n = \frac{\sin \alpha}{\sin \beta}$$

如果介质 A 对于介质 B 是光疏介质(介质 A 通常为空气)，则折射角 β 必小于入射角 α。当入射角 $\alpha = 90°$ 时(图中 α_0)，$\sin \alpha = 1$，这时折射角达到最大值，称为临界角，用 β_0 表示(如图 1-4-9 所示)，此时 $n = 1/\sin \beta$。根据临界角的大小，可计算不同物质的折射率。

为了测定临界角，阿贝折射仪采用了半明半暗的方法，使单色光由 $0°\sim90°$ 的所有角度从介质 A 射入介质 B，这时介质 B 中临界角以内的区域均有光线通过，因而是明亮的；而临界角以外的全部区域没有光线通过，因而是暗的。明暗两区界线清楚，如果在介质 B 上方用一目镜观察就可看见一个界线十分清晰的半明半暗的图像，图像的下方即可读出该物质的折射率(仪器本身已将临界角换算成折射率，如图 1-4-10 所示)。

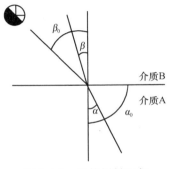

图 1-4-9　光的折射现象

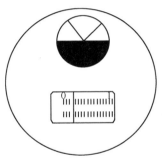

图 1-4-10　望远与读数视场

阿贝折射仪外形图如图 1-4-11 所示。

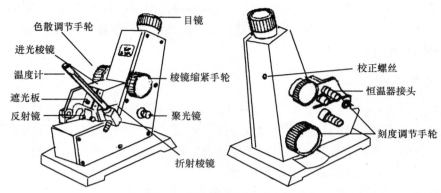

图 1-4-11　WAY 型阿贝折射仪外形图

(二)使用方法

1. 准备　将折光仪与恒温水浴相连，调节所需温度，检查保温套中温度计是否准确。打开直角棱镜，用擦镜纸蘸少量丙酮轻轻擦洗上下镜面。注意不得来回擦动或以手接触镜面。镜面晾干后备用。

2. 校正　打开棱镜，将 1～2 滴二次蒸馏水均匀地铺展在磨砂面棱镜上，切勿使滴管尖端直接接触镜面，以防造成刻痕。关紧棱镜，转动左右刻度盘，使读数镜内标尺读数等于二次蒸馏水的折光率(20℃，$n = 1.33299$，20℃，$n = 1.3325$)。调节反射镜，使入射光进入棱镜组，从测量望远镜中观察，使视场最亮，调节测量镜，使视场清晰。转动消色调节器，消除色散，再用特制的小旋子旋动右面镜筒下方的方形螺旋，使明暗界线和"×"字交叉重合。

3. 测定　转动棱镜锁紧手轮，分开棱镜，将 2～3 滴被测液体均匀地滴于下镜面上，合上棱镜，锁紧。打开遮光板，合上反射镜。旋转刻度调节手轮，在目镜视场中找到明暗分界线，若分界线为彩色，则旋转色散调节手轮使分界线清晰，再微调刻度调节手轮使分界线位于叉线中心。

测定结束，用丙酮洗净上下镜面，晾干后关闭棱镜。

(三)注意事项

(1)测定折射率时，要注意保护镜面，不能用硬物接触镜面。

(2)测液体或透明固体时，须合上反射镜，否则找不准视场。

(3)被测液体在镜面上要均匀铺展，否则会影响测定结果，对于易挥发液体应快速测定。

第二部分 基本原理与物理常数测定

本部分实验涉及电解质溶液、热力学、化学平衡、相平衡、电化学、动力学、表面现象和胶体等化学基本原理，以及酸碱解离平衡常数、难溶电解质的溶度积常数、配合物的稳定常数、分子量、反应平衡常数、反应速率常数和活化能、分配系数、表面张力等物理常数测定等内容。通过本部分学习，使学生进一步理解化学的基本原理，掌握化学数据的测量方法，能依据基本原理和相关实验技术对反应的方向、限度、速率、物质的物理化学性质等进行初步分析和判断，并具有应用化学的基本原理和方法分析和解决一些实际问题的能力。

实验一 电解质溶液的性质

一、目的要求

(1)进一步理解弱电解质的解离平衡、同离子效应及盐类水解的基本概念。
(2)掌握沉淀平衡及沉淀的生成、溶解和转化的条件。
(3)学会离心分离的基本操作。

二、实验原理

(一)弱电解质的解离平衡及同离子效应

弱电解质在水溶液中只能部分解离。如 HAc 在水溶液中存在下列解离平衡

$$HAc + H_2O \rightleftharpoons H_3O^+ + Ac^-$$

$$K_a = \frac{[H_3O^+][Ac^-]}{[HAc]}$$

K_a 为 HAc 的解离平衡常数。在 HAc 溶液中，加入少量含有相同离子的 NaAc，由于 NaAc 是强电解质，在水溶液中全部解离为 Na^+ 和 Ac^-，使溶液中 Ac^- 的浓度增大，HAc 在水中的解离平衡向左移动，从而降低了 HAc 的解离度，这种现象称为同离子效应。同离子效应使 HAc 溶液中 $[H_3O^+]$ 降低，pH 增加。

同理，在 $NH_3 \cdot H_2O$ 溶液中，若加入少量含有相同离子的强电解质 NH_4Cl，则弱碱在水中的解离平衡将向左方向移动，导致 $NH_3 \cdot H_2O$ 的解离度降低，溶液中 $[OH^-]$ 降低，pH 降低。

(二)盐类的水解

有一些盐为质子酸或质子碱。在水溶液中，这些离子与水反应生成弱酸或弱碱，从而

使溶液的 pH 发生改变,这称为盐的水解。例如,在 NH_4Cl 的水溶液中,存在着如下反应

$$NH_4Cl \longrightarrow NH_4^+ + Cl^-$$

$$NH_4^+ + H_2O \rightleftharpoons NH_3 + H_3O^+$$

水解使 NH_4Cl 溶液显弱酸性。酸度、温度、稀释等条件都可以影响水解平衡的移动。

(三)溶度积规则

有一类强电解质的溶解度较小,例如 AgCl、$CaCO_3$、PbS,但它们在水中溶解的部分是全部解离的,这类电解质称为难溶性强电解质。它们在水溶液中存在沉淀溶解平衡。对于 A_aB_b 型的难溶电解质

$$A_aB_b(s) \rightleftharpoons aA^{n+} + bB^{m-}$$

$$K_{sp} = [A^{n+}]^a[B^{m-}]^b$$

K_{sp} 称为溶度积常数,简称溶度积。它反映了难溶电解质在水中的溶解能力。对于同类型的难溶电解质,溶度积愈大,溶解度也愈大。离子浓度幂的乘积称为离子积 I_P。I_P 和 K_{sp} 的表达形式类似,但其含义不同。K_{sp} 表示难溶电解质溶解平衡时饱和溶液中离子浓度幂的乘积,而 I_P 可表示任意时刻溶液中离子浓度幂的乘积。

当 $I_P = K_{sp}$ 时,沉淀与溶解达到平衡;

当 $I_P < K_{sp}$ 时,沉淀溶解;

当 $I_P > K_{sp}$ 时,有沉淀析出。

以上三点称为溶度积规则,它是难溶电解质溶解沉淀平衡移动规律的总结,也是判断沉淀生成和溶解的依据。

三、实验器材及试剂

1. 器材 离心管,离心机,试管,刻度试管,试管夹,试管架,酒精灯,10ml 量筒,滴管,玻璃棒,烧杯。

2. 试剂 $0.1mol \cdot L^{-1}$,$2mol \cdot L^{-1}$ HCl,$6mol \cdot L^{-1}$ HNO_3,$0.1mol \cdot L^{-1}$ NaOH,$0.1mol \cdot L^{-1}$,$2mol \cdot L^{-1}$ HAc,$0.1mol \cdot L^{-1}$,$2mol \cdot L^{-1}$ $NH_3 \cdot H_2O$,$1mol \cdot L^{-1}$ NH_4Cl,$0.1mol \cdot L^{-1}$ NaCl,$0.1mol \cdot L^{-1}$ $MgCl_2$,Na_2S 饱和溶液,$0.1mol \cdot L^{-1}$ Na_2S,$0.01mol \cdot L^{-1}$ $Pb(Ac)_2$,$0.02mol \cdot L^{-1}$ KI,$0.1mol \cdot L^{-1}$ K_2CrO_4,$0.1mol \cdot L^{-1}$ $AgNO_3$,$Al_2(SO_4)_3$ 饱和溶液,Na_2CO_3 饱和溶液,NaAc,NH_4Cl,$Fe(NO_3)_3 \cdot 9H_2O$,锌粒,甲基橙指示剂,酚酞指示剂,广泛 pH 试纸,精密 pH 试纸(3～5)和(9～11)。

四、实验步骤

(一)强弱电解质溶液的比较

(1)取两支试管,分别加入 $0.1mol \cdot L^{-1}$ HCl 和 $0.1mol \cdot L^{-1}$ HAc 各 1ml,再各加入 1 滴甲基橙溶液,观察溶液的颜色。

(2)用 pH 试纸测试浓度各为 $0.1mol \cdot L^{-1}$ 的 HCl、HAc、NaOH 和氨水的 pH,并与计算值作比较。

(3)取两个试管，分别加入 2ml2mol·L^{-1} HAc 溶液和 2mol·L^{-1} HCl 溶液，再各加一粒锌粒，观察反应现象。(剩余锌粒回收)

(二)弱电解质的解离平衡和同离子效应

(1)在试管中加入 2ml 0.1mol·L^{-1} NH$_3$·H$_2$O，再滴加一滴酚酞，观察溶液的颜色。将此溶液分盛于两支试管中，在一支试管中加入少量固体 NH$_4$Cl，摇荡使之溶解，观察溶液的颜色的变化，并与另一支试管进行比较。

(2)在试管中加入约 2ml 0.1mol·L^{-1} HAc 溶液，再加一滴甲基橙，观察溶液的颜色。将此溶液分盛于两支试管中，在一支试管中加入少量固体 NaAc，摇荡使之溶解，观察溶液有何变化，并与另一支试管进行比较。

根据以上实验总结同离子效应对弱电解质解离平衡的影响。

(三)盐类的水解

(1)试管中加入少量固体 NaAc，加水溶解后，滴加一滴酚酞溶液，观察溶液颜色。在小火上将溶液加热，观察颜色有什么变化？为什么？

(2)试管中加入少量固体 Fe(NO$_3$)$_3$·9H$_2$O，用 6ml 水溶解后，观察溶液颜色。将溶液分成 3 份，一份留作对照，一份加几滴 6mol·L^{-1} HNO$_3$ 一份在小火上加热沸腾，观察现象。比较加入 HNO$_3$ 或加热对水解平衡的影响。

(3)取一支试管先加入饱和 Al$_2$(SO$_4$)$_3$ 溶液，再加入饱和 Na$_2$CO$_3$ 溶液，有何现象？设法证明产生的沉淀是 Al(OH)$_3$ 而不是碳酸铝。

(四)溶度积规则

1. 沉淀的生成 试管中加入 2 滴 0.01mol·L^{-1} Pb(Ac)$_2$ 溶液、2 滴 0.02mol·L^{-1} KI 溶液，振摇试管，观察并记录沉淀的生成和颜色。

2. 分步沉淀 在试管中加入 3 滴 0.1mol·L^{-1} Na$_2$S 溶液和 3 滴 0.1mol·L^{-1} K$_2$CrO$_4$ 溶液，加水稀释到 3ml，混合均匀后，逐滴加入 0.1mol·L^{-1} AgNO$_3$ 溶液，观察并记录沉淀的颜色变化，解释原因。

3. 沉淀的溶解 试管中加入 2ml 0.1mol·L^{-1} MgCl$_2$ 溶液和数滴 2mol·L^{-1} NH$_3$·H$_2$O，观察沉淀的生成，再逐滴加入 1mol·L^{-1} NH$_4$Cl 溶液，观察沉淀是否溶解，并说明原因。

向另一试管中加入 1ml 0.1mol·L^{-1} AgNO$_3$ 溶液和 1ml 0.1mol·L^{-1} NaCl 溶液，观察沉淀的生成，再逐滴加入 2mol·L^{-1} NH$_3$H$_2$O，观察沉淀是否溶解，并说明原因。

4. 沉淀的转化 离心管中加入 2ml 0.1mol·L^{-1} AgNO$_3$ 溶液和 1ml 0.1mol·L^{-1} K$_2$CrO$_4$ 溶液，水浴微热 1min，冷却后离心分离，弃去上层清液，再加入 1 ml 蒸馏水洗涤沉淀，离心分离，弃去上层清液后加入 0.5ml 饱和 Na$_2$S 溶液，观察并记录实验现象，并说明原因。

五、注意事项

(1)使用 pH 试纸时，把每条试纸撕成几片放于表面皿上，用洁净、干燥的玻棒蘸取少许溶液于试纸上，对照比色卡，并记录 pH。

(2)实验结束后，将所使用的试管等玻璃仪器洗涤干净。

六、思考题

(1)同离子效应对弱电解质的解离度和难溶电解质的溶解度有何影响？

(2)影响水解的因素都有哪些？

(3)如何配制 $FeCl_3$、$SnCl_2$ 溶液？

(4)判断沉淀是否形成和溶解的依据是什么？

实验二　乙酸解离平衡常数的测定

一、目的要求

(1)掌握弱酸弱碱解离平衡常数的测定方法。

(2)通过测定乙酸的解离平衡常数，加深对弱电解质解离平衡的理解。

(3)学会酸度计的使用方法。

二、实验原理

乙酸是弱电解质，在溶液中存在解离平衡，其平衡常数 K_a 可用乙酸起始浓度 c 和平衡时[H^+]来计算

$$HAc \rightleftharpoons H^+ + Ac^-$$

$$K_a = \frac{[H^+][Ac^-]}{[HAc]} = \frac{[H^+]^2}{c-[H^+]} \approx \frac{[H^+]^2}{c}$$

测定已知准确浓度的乙酸溶液的 pH，求出[H^+]，便可计算出解离平衡常数。

为了获得较为准确的实验结果，在一定温度下，可测定一系列不同浓度的 HAc 溶液的 pH，求得一系列的 K_a 值，取其平均值，即为该温度下 HAc 的解离平衡常数。

三、实验器材及试剂

1. 器材　pHS-3C 型酸度计，碱式滴定管，容量瓶，移液管，吸量管，烧杯，锥形瓶。

2. 试剂　$0.2mol \cdot L^{-1}$ HAc，pH=4.00 标准缓冲溶液，$0.2mol \cdot L^{-1}$ NaOH 标准溶液，酚酞指示剂。

四、实验步骤

(一)标定乙酸溶液的初始浓度

准确吸取 25.00ml HAc 溶液于 250ml 锥形瓶中，加 2 滴酚酞指示剂，用 NaOH 标准溶

液滴定至溶液呈微红色，摇匀后静置 30s 内不褪色为止，记录所用 NaOH 溶液的体积。重复滴定两次。三次滴定结果相对偏差不应大于 0.2%。计算出乙酸溶液浓度的平均值。

（二）配制不同浓度乙酸溶液

准确量取 25.00ml、5.00ml、2.50ml 浓度已标定过的 HAc 溶液于三个 50ml 容量瓶中，用蒸馏水稀释至刻度，摇匀，编号。

（三）测定不同浓度乙酸溶液的 pH

用干燥的 50ml 烧杯，分别取 25ml 上述 3 种浓度的 HAc 溶液及未经稀释的原始 HAc 溶液，按照浓度由小到大的顺序分别用酸度计测定 pH。测定数据填入表 2-2-1 中，并计算 HAc 的 K_a 值。

表 2-2-1　K_a 测定实验数据及处理（温度：℃）

HAc 溶液编号	1	2	3	4
$c(HAc)/mol \cdot L^{-1}$				
PH				
$[H^+]/mol \cdot L^{-1}$				
K_a				
K_a 平均值				

五、注意事项

（1）使用酸度计时，注意保护电极。
（2）测定 HAc 溶液的 pH 时应按浓度由小到大的顺序。

六、思考题

（1）测量 pH 时，酸度计为什么要用标准溶液进行定位？
（2）分析误差产生的原因。

实验三　缓冲溶液的配制与性质

一、目的要求

（1）学会缓冲溶液的配制方法。
（2）加深对缓冲溶液性质的理解。

二、实验原理

能抵抗外加少量强酸、强碱或有限稀释，而保持溶液 pH 基本不变的作用称为缓冲作用，具有缓冲作用的溶液称为缓冲溶液。按照酸碱质子理论，缓冲溶液的缓冲体系为共轭酸碱对。缓冲溶液的近似 pH 可用 Henderson-Hasselbalch 方程式计算

$$pH = pK_a + \lg \frac{[共轭碱]}{[共轭酸]} \tag{1}$$

配制缓冲溶液时，共轭酸碱的浓度相同，上式可写为

$$pH = pK_a + \lg \frac{V_{共轭碱}}{V_{共轭酸}} \tag{2}$$

由公式(2)可知，若改变两者体积之比，可得到一系列 pH 不同的缓冲溶液。

缓冲能力的大小常用缓冲容量表示。缓冲容量与总浓度和缓冲比有关，当缓冲比为定值时，缓冲溶液的总浓度越大，则缓冲容量越大。当总浓度相同时，缓冲比越接近 1，缓冲容量越大。

三、实验器材及试剂

1. 器材 酸度计，10ml 吸量管，酸式滴定管，碱式滴定管，10ml 容量瓶或比色管，广泛 pH 试纸，精密 pH 试纸。

2. 试剂 $0.1mol \cdot L^{-1}$ NaAc，$1mol \cdot L^{-1}$ NaAc，$0.1mol \cdot L^{-1}$ HAc，$1mol \cdot L^{-1}$ HAc，$0.1mol \cdot L^{-1}$ NaOH，$0.1mol \cdot L^{-1}$ HCl，pH=4 的 HCl，$0.05mol \cdot L^{-1}$ NaHCO$_3$，$1mol \cdot L^{-1}$ NaOH，甲基红指示剂。

四、实验步骤

(一)缓冲溶液配制

利用 Henderson-Hasselbalch 方程式计算配制 1# 缓冲溶液所需各组分的体积，通过查阅手册或本书附录找出配制 2# 缓冲溶液所需各组分体积，一并填入表 2-3-1 中。

表 2-3-1　缓冲溶液的配制

缓冲溶液	pH	组分体积/ml	实测 pH
1#(30ml)	4	$0.1mol \cdot L^{-1}$ HAc(　)+$0.1mol \cdot L^{-1}$ NaAc(　)	
2#(30ml)	10	$0.05mol \cdot L^{-1}$ NaHCO$_3$(　)+$0.1mol \cdot L^{-1}$ NaOH(　)	

根据表中用量，在烧杯中配制 1# 缓冲溶液。配制 2# 缓冲溶液时，需准确量取所需体积的 NaHCO$_3$ 和 NaOH 溶液于 10ml 容量瓶或比色管中，稀释至刻度，摇匀。

用精密 pH 试纸测定 1# 和 2# 缓冲溶液 pH，并与标示值比较，分析实测值与标示值出现差别的原因。保留 1# 缓冲溶液备用。

(二)缓冲溶液的性质

取三支试管，分别加入 2ml 1# 缓冲溶液，按照下表用量分别加入 2 滴 $0.1mol \cdot L^{-1}$ HCl、2 滴 $0.1mol \cdot L^{-1}$ NaOH 和 2ml 蒸馏水，摇匀后用 pH 试纸测量溶液 pH，并记入下表中；再

取三支试管，分别加入 2ml pH=4 的盐酸溶液，按照同样的用量分别加入酸、碱和水，摇匀后用 pH 试纸测量溶液的 pH，并记入表 2-3-2 中。

表 2-3-2 缓冲溶液的性质

	2 滴 0.1mol · L⁻¹ HCl	2 滴 0.1mol · L⁻¹ NaOH	2ml 蒸馏水
1# 缓冲溶液(pH=4)			
HCl(pH=4)			

(三)缓冲容量的影响因素

(1)取两支试管，一支试管中加入 0.1mol · L⁻¹ HAc 和 NaAc 溶液各 2ml，另一试管加入 1mol · L⁻¹ HAc 和 NaAc 溶液各 2ml，摇匀，判断两试管中溶液 pH 是否相同？向两试管中分别加入甲基红指示剂 2 滴，观察溶液颜色，然后逐滴加入 1mol · L⁻¹ NaOH 至溶液刚变黄色为止。记录各试管所加氢氧化钠滴数并解释原因。

(2)在两支滴定管中分别加入 0.1mol · L⁻¹ HAc 和 0.1mol · L⁻¹ NaAc，按表 2-3-3 中用量配制 3# 和 4# 缓冲溶液，用酸度计测定 pH 记录于表。然后分别加入 0.1mol · L⁻¹ NaOH 溶液 2.00ml，混匀后再测 pH。比较两溶液 pH 的变化并分析原因。

表 2-3-3 缓冲容量的影响因素

	缓冲溶液组成	$V(HAc) : V(NaAc)$	pH	加碱后 pH	ΔpH
3#	15.00ml HAc+15.00 ml NaAc	1:1			
4#	5.00ml HAc+25.00 ml NaAc	1:5			

五、注意事项

(1)配制溶液时应根据实验要求选择合适的量器。

(2)用酸度计测定 pH 时，要注意保护电极。更换测定溶液时，电极需用蒸馏水洗净，并用吸水纸吸干。

六、思考题

(1)通过实验，归纳缓冲溶液有哪些性质？

(2)缓冲溶液的 pH 由哪些因素决定？

(3)用 Hender-son-Hasselbalch 方程式计算的 pH 为何是近似的？应怎样校正？

实验四 电导率法测定难溶电解质的溶度积常数

一、目的要求

(1)学会用电导率法测定难溶电解质的溶度积。

（2）熟悉电导率仪测定原理和使用方法。

二、实验原理

电解质溶液的导电能力常用电导 G 表示，电导为电阻的倒数，单位为 S（西门子）。电导与导体的截面积 A 成正比，与导体的长度 l 成反比，即

$$G = \frac{1}{R} = R\frac{A}{L} \tag{1}$$

κ 为电阻率的倒数，称为电导率，单位为 $S \cdot m^{-1}$，相当于截面积与距离的比值为 1 的两平行电极板间所夹溶液的电导。

$$\kappa = G \cdot \frac{L}{A} = G \cdot K_{cell} \tag{2}$$

式中，$K_{cell} = L/A$，称为电导池常数，对于指定的电导电极而言为一定值。

溶液中离子浓度越大，电导率越高。电导率与浓度的比值称为摩尔电导率，用 Λ_m 表示，单位为 $S \cdot m^2 \cdot mol^{-1}$。

$$\Lambda_m = \frac{\kappa}{c} \tag{3}$$

由于难溶电解质在水中溶解度很小，溶液中离子浓度很低，电导率很小，这时水的电导率不能忽略，因此

$$\kappa = \kappa_{溶液} - \kappa_水 \tag{4}$$

（4）式代入（3）式得电解质溶液浓度：

$$c = \frac{\kappa_{溶液} - \kappa_水}{\Lambda_m} \tag{5}$$

难溶电解质溶液极稀，正、负离子间相互作用很小，其饱和溶液的摩尔电导率可视为无限稀释摩尔电导率 Λ_m^∞，即 $\Lambda_m \approx \Lambda_m^\infty$。根据离子独立运动定律，在无限稀释的溶液中，电解质的 Λ_m^∞ 可以认为是两种离子的摩尔电导率之和，即 $\Lambda_m^\infty = v_+ \Lambda_{m,+}^\infty + v_- \Lambda_{m,-}^\infty$。$\Lambda_m^\infty$ 值可通过离子的无限稀释摩尔电导率计算得到（见本书附录）。

如 $BaSO_4$ 的摩尔电导率：$\Lambda_m^\infty(BaSO_4) = 2\Lambda_m^\infty(\frac{1}{2}Ba^{2+}) + 2\Lambda_m^\infty(\frac{1}{2}SO_4^{2-})$

$PbCl_2$ 的摩尔电导率：$\Lambda_m^\infty(PbCl_2) = 2\Lambda_m^\infty(\frac{1}{2}Pb^{2+}) + 2\Lambda_m^\infty(Cl^-)$

分别测定难溶电解质的饱和溶液以及同温度下水的电导率，运用（5）式就可以求得难溶电解质饱和溶液的浓度，即溶解度。根据溶度积表达式，可求得难溶电解质的溶度积常数 K_{sp}。对于 A_aB_b 型的难溶电解质，其溶度积为

$$K_{sp} = [A^{n+}]^a[B^{m-}]^b \tag{6}$$

如 $BaSO_4$：$K_{sp}(BaSO_4) = c(Ba^{2+})c(SO_4^{2-})$，$PbCl_2$：$K_{sp}(PbCl_2) = c(Pb^{2+})c^2(Cl^-)$。

三、实验器材及试剂

1. 器材　DDS-307 型电导率仪，DJS-1C 型铂黑电极。
2. 试剂　$BaSO_4$ 饱和溶液，$PbCl_2$ 饱和溶液。

四、实验步骤

(一)蒸馏水电导率测定

将铂黑电极用蒸馏水冲洗 3 次，浸入盛有一定体积蒸馏水的小烧杯中，使蒸馏水液面浸没铂片 1～2cm，测定电导率。

(二)$BaSO_4$ 饱和溶液电导率测定

将铂黑电极用 $BaSO_4$ 饱和溶液冲洗 3 次，浸入盛有一定体积 $BaSO_4$ 饱和溶液的小烧杯中，测定其电导率。

(三)$PbCl_2$ 饱和溶液电导率测定

将铂黑电极用 $PbCl_2$ 饱和溶液冲洗 3 次，浸入盛有一定体积 $PbCl_2$ 饱和溶液的小烧杯中，测定其电导率。测定完毕，用蒸馏水冲洗电极数次，并将其浸泡于蒸馏水中。

(四)数据处理

实验数据填入下表，计算 $BaSO_4$ 和 $PbCl_2$ 的溶度积。

表 2-4-1　数据记录及处理

待测溶液	蒸馏水	$BaSO_4$ 饱和溶液	$PbCl_2$ 饱和溶液
电导率 κ/S·m^{-1}			
Λ_m^{∞}/S·m^2·mol^{-1}			
溶解度/mol·L^{-1}			
溶度积			

五、注意事项

(1)电导率仪使用前先预热 10min。
(2)测量时，电极先用蒸馏水冲洗 2 次，再用被测溶液冲洗 2～3 次方可测量。
(3)电极引线不能潮湿，否则所测数据不准。
(4)盛试液的容器必须清洁，无离子沾污。

六、思考题

(1)电导率测定中对实验用水有什么要求？

(2)测定溶液的电导率有何实际应用？

实验五　氧化还原反应与电极电位

一、目的要求

(1)掌握电极电位与氧化还原反应的关系。
(2)掌握浓度、酸度对电极电位的影响。
(3)了解浓度、酸度、温度、催化剂对氧化还原反应的方向、产物、速度的影响。
(4)了解原电池组成。

二、实验原理

根据氧化还原电对的电极电位相对大小，可判断氧化剂或还原剂能力的强弱，进而判断氧化还原反应的方向。电极电位越大，则氧化态的氧化能力越强；电极电位越小，则还原态的还原能力越强。较强的氧化剂可以和较强还原剂反应，即电极电位高的电对的氧化态可以和电极电位低的电对的还原态发生正向反应。

电极电位的大小与电对的本性、温度、浓度等因素有关。电极电位的能斯特(Nernst)方程式为

$$氧化态 + ne \rightleftharpoons 还原态$$

$$\varphi = \varphi^{\ominus} - \frac{RT}{nF}\ln\frac{[还原态]}{[氧化态]}$$

$$298.15K \text{ 时，} \varphi = \varphi^{\ominus} - \frac{0.05916}{n}\lg\frac{[还原态]}{[氧化态]}$$

其中，[氧化态]、[还原态]分别表示氧化态一侧与还原态一侧各物质浓度幂次方的乘积。氧化态以及还原态浓度的变化均能引起电极电位的改变。

对于有含氧酸根离子参加的氧化还原反应，常有 H^+ 参与，酸度的改变，可使电对的电极电位以及氧化态/还原态的氧化还原能力发生变化。

沉淀剂、配位剂或其他氧化还原剂的存在，能够改变溶液中某种离子的浓度，从而引起电极电位的变化，甚至导致反应方向和产物的变化。

三、实验器材及试剂

1. 器材　试管，烧杯，伏特计，U 形管，电极(锌片、铜片、铁片、碳棒)，水浴锅，导线，鳄鱼夹，砂纸。

2. 试剂　$1mol \cdot L^{-1}$ HNO$_3$，$2mol \cdot L^{-1}$ HAc，$2mol \cdot L^{-1}$ H$_2$SO$_4$，$0.1mol \cdot L^{-1}$ H$_2$C$_2$O$_4$，$6mol \cdot L^{-1}$NaOH，$0.5mol \cdot L^{-1}$ZnSO$_4$，$0.5mol \cdot L^{-1}$CuSO$_4$，$0.1mol \cdot L^{-1}$KI，$0.1mol \cdot L^{-1}$ AgNO$_3$，$0.1mol \cdot L^{-1}$KBr，$0.1mol \cdot L^{-1}$FeCl$_3$，$0.1mol \cdot L^{-1}$FeSO$_4$，$1mol \cdot L^{-1}$FeSO$_4$，$0.5mol \cdot L^{-1}$K$_2$Cr$_2$O$_7$，

$0.01mol \cdot L^{-1}$ $KMnO_4$，$0.1 \ mol \cdot L^{-1}$ Na_2SO_3，$0.1mol \cdot L^{-1}$ $MnSO_4$，$0.1mol \cdot L^{-1}$ $KSCN$，I_2 水，Br_2 水，CCl_4，固体 $(NH_4)_2S_2O_8$，饱和 KCl 溶液，浓硝酸，浓 $NH_3 \cdot H_2O$，锌粒，琼脂。

四、实验步骤

(一)氧化还原反应与电极电位的关系

(1)在试管中加入 0.5ml $0.1mol \cdot L^{-1}$ 的 KI 溶液和 4 滴 $0.1mol \cdot L^{-1}$ 的 $FeCl_3$ 溶液，混匀后加入 0.5mlCCl_4，充分振荡，观察 CCl_4 层颜色有何变化？

(2)用 $0.1mol \cdot L^{-1}$ 的 KBr 溶液代替 KI 进行同样实验，观察 CCl_4 层是否有 Br_2 的橙红色？

(3)在两支试管中分别加入 0.5ml $0.1mol \cdot L^{-1}$ 的 $FeSO_4$ 溶液，在一支试管中加入数滴 Br_2 水，另一支试管中加入 I_2 水，观察有何现象？再各加入 1 滴 $0.1mol \cdot L^{-1}$ KSCN 溶液，又有何现象？

根据以上实验事实，定性比较 Br_2/Br^-、I_2/I^-、Fe^{3+}/Fe^{2+} 三个电对电极电位的相对高低，指出哪个物质是最强的氧化剂，哪个物质是最强的还原剂，并说明电极电位和氧化还原反应的关系。

(二)影响电极电位的因素

(1)在两只 50ml 烧杯中，分别加入 20ml $0.5mol \cdot L^{-1}$ $ZnSO_4$ 溶液和 20ml $0.5mol \cdot L^{-1}$ $CuSO_4$ 溶液。在 $ZnSO_4$ 溶液中插入 Zn 片，在 $CuSO_4$ 溶液中插入 Cu 片，用导线将 Zn 片和 Cu 片分别与伏特计的负极和正极相连，用盐桥[①]连通两个烧杯中的溶液，测量两电极间的电位差(如图 2-5-1 所示)。

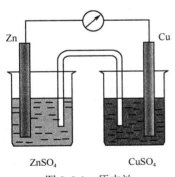

图 2-5-1　原电池

取出盐桥，在 $CuSO_4$ 溶液中滴加浓 $NH_3 \cdot H_2O$ 并不断搅拌，至生成的沉淀溶解形成深蓝色溶液，放入盐桥，观察两极间电位差有何变化，并加以解释。

再取出盐桥，在 $ZnSO_4$ 溶液中加浓 $NH_3 \cdot H_2O$ 并不断搅拌至生成的沉淀完全溶解后，放入盐桥，观察两极间电位差有何变化，并加以解释。

(2)取两只 50ml 烧杯，一只烧杯中注入 20ml $1mol \cdot L^{-1}$ $FeSO_4$ 溶液，插入 Fe 片，另一只烧杯中注入 20ml $0.5 \ mol \cdot L^{-1}$ 的 $K_2Cr_2O_7$ 溶液，插入碳棒。将 Fe 片和碳棒通过导线分别与伏特计负极、正极相连，两烧杯溶液用另一个盐桥连通，测量两极间电位差。

往盛有 $K_2Cr_2O_7$ 的溶液中，慢慢滴加 $2mol \cdot L^{-1}$ H_2SO_4 溶液，观察电位差有何变化？再往 $K_2Cr_2O_7$ 溶液中逐滴加入 $6mol \cdot L^{-1}$ NaOH 溶液，观察电位差又有什么变化？说明原因。

---

① 盐桥制作：称取 1g 琼脂，放在 10ml 饱和 KCl 溶液中浸泡一会，倒入 100ml 沸水中，加热煮成糊状，趁热倒入 U 形玻璃管(里面不能留有气泡)中，冷却后即成。

(三)浓度和酸度对氧化还原产物和方向的影响

(1)取两支试管,各加一粒锌粒,再分别加入 2ml 浓 HNO_3 和 $1mol \cdot L^{-1} HNO_3$,观察现象,写出有关反应式。

(2)在试管中加入 1ml $0.1mol \cdot L^{-1} FeCl_3$ 和 1ml $0.1mol \cdot L^{-1} KI$ 溶液,混合均匀后,加入 0.5ml CCl_4,充分振荡,观察 CCl_4 层颜色。然后加入 1ml $3mol \cdot L^{-1} NaF$ 溶液,充分振荡,观察 CCl_4 层颜色有何变化?解释原因。

(3)在三支试管中,各加入 0.5ml $0.1mol \cdot L^{-1} Na_2SO_3$ 溶液,在第一支试管中加入 $2mol \cdot L^{-1}$ H_2SO_4、在第二支试管中加入蒸馏水、在第三支试管中加入 $6mol \cdot L^{-1} NaOH$ 溶液各 0.5ml,摇匀后,往三支试管中各加入几滴 $0.01mol \cdot L^{-1} KMnO_4$ 溶液。观察反应产物有何不同?写出有关反应式。

(四)酸度、温度和催化剂对氧化还原反应速度的影响

1. 酸度的影响 在两支各盛有 1ml $0.1mol \cdot L^{-1} KBr$ 溶液的试管中,分别加入 $2mol \cdot L^{-1}$ H_2SO_4 和 $2mol \cdot L^{-1} HAc$ 溶液 0.5ml,然后往两支试管中各加入 2 滴 $0.01mol \cdot L^{-1}$ 的 $KMnO_4$ 溶液。观察并比较两支试管中紫红色褪色的快慢。写出反应式并解释现象。

2. 温度的影响 在两支试管中分别加入 1ml $0.1mol \cdot L^{-1} H_2C_2O_4$、5 滴 $2mol \cdot L^{-1} H_2SO_4$ 和 1 滴 $0.01mol \cdot L^{-1} KMnO_4$ 溶液,摇匀,将其中一支试管放入 80℃水浴中加热,另一支不加热,观察两支试管褪色的快慢。写出反应式并解释现象。

3. 催化剂的影响 在两支试管中分别加入 2 滴 $0.1mol \cdot L^{-1} MnSO_4$、2ml $2mol \cdot L^{-1}$ H_2SO_4 和少许 $(NH_4)_2S_2O_8$ 固体,振荡使其溶解。然后在一支试管中加入 2~3 滴 0.1 $mol \cdot L^{-1} AgNO_3$,另一支试管中加入 2~3 滴水,微热。比较两支试管反应现象有何不同?说明原因。

五、注意事项

(1)电极 Cu 片、Zn 片及导线头须用砂纸打磨干净,若接触不良,会影响伏特计读数。
(2)$FeSO_4$ 溶液和 Na_2SO_3 溶液必须现用现配。

六、思考题

(1)通过本实验,归纳影响电极电位的因素。

(2)为什么 $K_2Cr_2O_7$ 能氧化浓 HCl 中的 Cl^- 离子,而不能氧化浓度比 HCl 大得多的 NaCl 浓溶液中的 Cl^- 离子?

(3)两电对的标准电极电位值相差越大,反应是否进行得越快?能否用实验证明你的结论?

实验六　配位化合物的性质

一、目的要求

(1)掌握配合物的生成及配离子与简单离子的区别。

(2)比较配离子的稳定性。

(3)了解配位平衡与沉淀反应、氧化还原反应和溶液酸度的关系。

二、实验器材及试剂

1. 器材　1ml 吸量管，试管，点滴板。

2. 试剂　$0.1mol \cdot L^{-1} K_3[Fe(CN)_6]$，$0.1mol \cdot L^{-1} FeCl_3$，$0.1mol \cdot L^{-1} KSCN$，$0.1mol \cdot L^{-1}$ $NiSO_4$，$2mol \cdot L^{-1} NH_3 \cdot H_2O$，$0.1mol \cdot L^{-1} CuSO_4$，$0.1mol \cdot L^{-1} NaOH$，$0.1mol \cdot L^{-1} AgNO_3$，$0.1mol \cdot L^{-1} NH_3 \cdot H_2O$，$0.1mol \cdot L^{-1} KI$，$1mol \cdot L^{-1} Na_2S_2O_3$，$0.1mol \cdot L^{-1} NaCl$，$0.1mol \cdot L^{-1}$ $Pb(NO_3)_2$，$0.1mol \cdot L^{-1} EDTA$，$0.5mol \cdot L^{-1} K_2CrO_4$，$0.1mol \cdot L^{-1} NaF$，$3mol \cdot L^{-1} H_2SO_4$，$0.1mol \cdot L^{-1}$ 丁二酮肟，CCl_4，饱和水杨酸。

三、实验原理

金属离子或原子与一定数目的阴离子或中性分子以配位键结合形成的复杂离子叫配离子，含有配离子的化合物叫配位化合物，简称配合物。金属离子或原子位于配离子的几何中心，称为中心原子，与中心原子以配位键结合的中性分子或离子叫配位体，直接向中心原子提供孤电子对的原子称为配位原子。根据配位体所含配位原子的多少可将其分为单齿配体和多齿配体。中心原子与多齿配体形成的环状配合物称为螯合物，螯合物较一般配合物稳定，这种作用称为螯合效应。

配离子在溶液中能或多或少地解离成简单离子，并在一定条件下达到配位平衡。配离子的稳定性用配位平衡常数 K_s 表示，也常用其对数值 $\lg K_s$ 表示。同种类型的配离子的稳定性可直接根据 K_s 值大小判断，K_s 值越大，表明配离子越稳定，解离的趋势越小。例如

$$Ag^+ + 2NH_3 \rightleftharpoons [Ag(NH_3)_2]^+ \qquad\qquad \lg K_s = 7.05$$

$$Ag^+ + 2S_2O_3^{2-} \rightleftharpoons [Ag(S_2O_3)_2]^{3-} \qquad\qquad \lg K_s = 13.46$$

$$Ag^+ + 2CN^- \rightleftharpoons [Ag(CN)_2]^- \qquad\qquad \lg K_s = 21.10$$

比较得出配离子的稳定性为：$[Ag(CN)_2]^- > [Ag(S_2O_3)_2]^{3-} > [Ag(NH_3)_2]^+$。

配位平衡与其他化学平衡一样，若改变平衡体系的条件，平衡将会发生移动。溶液的酸度改变、沉淀剂、氧化剂或还原剂以及其他配体的存在，都有可能引起配位平衡的移动甚至转化。

四、实验步骤

(一)配离子与简单离子的区别

(1)取两支试管,一支加入 0.1mol·L^{-1} FeCl$_3$ 溶液,另一支加入 0.1mol·L^{-1} K$_3$[Fe(CN)$_6$] 溶液各 5 滴,然后分别加入 0.1mol·L^{-1} KSCN 溶液 2 滴,观察现象,并写出反应式。

(2)取两支试管,各加入 0.1mol·L^{-1} NiSO$_4$ 溶液 1ml。在一支试管中逐滴加入 2mol·L^{-1} NH$_3$·H$_2$O 溶液,边滴加边振荡,待生成的沉淀溶解后,再继续滴加 2～3 滴 2mol·L^{-1} NH$_3$·H$_2$O 溶液。然后向两支试管中各加入 3 滴 0.1mol·L^{-1} NaOH 溶液,观察现象,并写出反应式。

(二)配合物的生成

(1)在试管中加入 1ml 0.1mol·L^{-1} CuSO$_4$ 溶液,逐滴加入 2mol·L^{-1} NH$_3$·H$_2$O 溶液,生成蓝色沉淀后,继续滴加 2mol·L^{-1} NH$_3$·H$_2$O 溶液直至沉淀溶解,观察现象并解释。保存此溶液备用。

(2)在试管中加入 3 滴 0.1mol·L^{-1} FeCl$_3$ 溶液,然后加入 5 滴饱和水杨酸,观察有色螯合物的生成。

(3)在点滴板的一个穴位上滴加 0.1mol·L^{-1} NiSO$_4$ 溶液、0.1mol·L^{-1} NH$_3$·H$_2$O 溶液和 0.1mol·L^{-1} 丁二酮肟溶液各一滴,观察现象,写出反应式。

(三)配位平衡的移动

1. 沉淀平衡的影响 在试管中加入 10 滴 0.1mol·L^{-1} AgNO$_3$ 溶液,逐滴加入 0.1mol·L^{-1} NaCl 溶液,生成白色沉淀,然后加入 2mol·L^{-1} NH$_3$·H$_2$O 溶液至沉淀溶解后,将溶液分装在两支试管中,在一支试管中滴加 2 滴 0.1mol·L^{-1} NaCl 溶液,在另一支试管中滴加 2 滴 0.1mol·L^{-1} KI 溶液,观察现象,写出反应式。

2. 氧化还原平衡的影响 取两支试管,分别加入两滴 0.1mol·L^{-1} FeCl$_3$ 溶液,其中一支试管滴加 3 滴 0.1mol·L^{-1} KI 溶液,再加入 1ml CCl$_4$ 振荡后,观察 CCl$_4$ 层颜色,写出反应式。另 1 支试管中滴加 0.1mol·L^{-1} NaF 溶液,至溶液变为无色,再加入 3 滴 0.1mol·L^{-1} KI 溶液和 1ml CCl$_4$ 后充分振摇,静置,观察 CCl$_4$ 层颜色,写出反应式。

3. 酸碱平衡的影响 将实验(二)1.制得的深蓝色溶液分置于两支试管中,其中一支作为对照,向另一支试管中边振荡边滴加 3mol·L^{-1} H$_2$SO$_4$ 溶液,生成浅蓝色沉淀后,继续加入 3mol·L^{-1} H$_2$SO$_4$ 溶液至沉淀溶解,观察现象,并比较两支试管的颜色有无改变。

4. 其他配位平衡的影响 取两支试管,均加入两滴 0.1mol·L^{-1} FeCl$_3$ 溶液和 6 滴 0.1mol·L^{-1} KSCN 溶液,其中 1 支试管中加入 1ml 0.1mol·L^{-1} NaF 溶液,另一支试管中加入 1ml 蒸馏水对照,观察两支试管的颜色,解释现象并写出反应式。

(四)配离子的稳定性

取两支试管,各加入 0.1mol·L^{-1} AgNO$_3$ 溶液两滴,其中 1 支试管加 10 滴 2mol·L^{-1}

$NH_3 \cdot H_2O$ 溶液，另一支试管加入 10 滴 $1mol \cdot L^{-1}$ $Na_2S_2O_3$ 溶液，充分振荡，然后各加入两滴 $0.1mol \cdot L^{-1}$ KI 溶液，记录并解释现象。

（五）配合物的掩蔽作用

取两支小试管，各加入两滴 $0.1mol \cdot L^{-1}$ $Pb(NO_3)_2$ 溶液。于一支试管中加入 6 滴 $0.1mol \cdot L^{-1}$ EDTA，另一支试管中加 6 滴蒸馏水，然后各加入两滴 $0.5mol \cdot L^{-1}$ K_2CrO_4 溶液，观察两支试管中所产生的现象并加以解释。

五、注意事项

(1)实验中所需仪器必须用蒸馏水洗涤干净。

(2)本实验所需试剂种类多，取用试剂时勿将滴管放错试剂瓶。

(3)实验结束后必须将实验中所需仪器洗涤干净。

六、思考题

(1)配离子与简单离子的性质有何差别？如何用实验方法证明？

(2)向 $NiSO_4$ 溶液中滴加 $NH_3 \cdot H_2O$，为什么会发生颜色变化？加入丁二酮肟又有何变化？说明了什么？

(3)在 $FeCl_3$ 与 KI 的反应中，为什么需要加 CCl_4？

(4)总结本实验中所观察到的现象，说明有哪些因素影响配位平衡？

(5)已知 $[Ag(CN)_2]^-$ 的稳定常数大于 $[Ag(S_2O_3)_2]^{3-}$，如果向 $[Ag(S_2O_3)_2]^{3-}$溶液中加入 KI 溶液无沉淀生成，那么向 $[Ag(CN)_2]^-$溶液中加入 KI 溶液是否有 AgI 沉淀生成？

实验七　配位化合物的组成和稳定常数的测定

一、目的要求

(1)了解等摩尔系列法测定配合物的组成和稳定常数的原理与方法。

(2)掌握分光光度计的原理，熟悉分光光度计的使用。

二、实验原理

设中心离子 M 与配位体 L 发生如下配位反应

$$M + nL \Longrightarrow ML_n$$

若 M 和 L 在溶液中都是无色的，或者对选定波

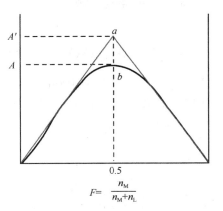

$$F = \frac{n_M}{n_M + n_L}$$

图 2-7-1　吸光度-组成图

长的光无吸收，而形成的配合物 ML_n 是有色的，根据朗伯-比耳定律，溶液的吸光度与该配合物的浓度成正比。据此，便可通过吸光度求得配合物的组成和稳定常数。保持溶液中金属离子的浓度 c_M 与配位体的浓度 c_L 之和不变，即总物质的量不变的前提下，改变 c_M 与 c_L 的比值，配制一系列溶液，测其吸光度。当金属离子 M 和配体 L 的物质的量之比与配离子的组成一致时，配离子的浓度最大，其吸光度也最大。以吸光度 A 为纵坐标，以金属离子的摩尔分数为横坐标作图，可得一曲线(图 2-7-1)。将曲线两边的直线部分延长，相交于 a 点，a 点对应的吸光度 A' 可认为是金属离子 M 与配体 L 全部生成配合物 ML_n 时的吸光度。由于配合物有一部分离解，实测最大吸光度为 b 点对应的吸光度为 A，配合物的解离度为

$$\alpha = \frac{A'-A}{A'} \times 100\%$$

配合物的表观稳定常数 K_s 可由平衡关系导出

$$ML_n \rightleftharpoons M + nL$$

起始浓度 c 0   0

平衡浓度 $c-c\alpha$ $c\alpha$ $nc\alpha$

$$K_s = \frac{[MLn]}{[M][L]^n} = \frac{c-c\alpha}{ca \cdot (nca)^n} = \frac{1-a}{n^n \cdot c^n \cdot a^{n+1}}$$

c 为最大吸光度处 ML_n 的起始浓度，也是组成 ML_n 的金属离子的浓度。当 $n=1$ 时

$$K_s = \frac{1-\alpha}{c \cdot \alpha^2}$$

三、实验器材及试剂

1. 器材   723 型分光光度计，10ml 比色管，50ml 容量瓶，2ml 吸量管，洗耳球。

2. 试剂 $0.0100 \text{mol} \cdot \text{L}^{-1}$ $HClO_4$，$0.0100 \text{mol} \cdot \text{L}^{-1}$ 磺基水杨酸[①]，$0.0100 \text{mol} \cdot \text{L}^{-1}$ $Fe(NH_4)(SO_4)_2$[②]。

四、实验步骤

(一)$Fe(NH_4)(SO_4)_2$ 和磺基水杨酸溶液配制

用移液管吸取 $0.0100 \text{mol} \cdot \text{L}^{-1}$ $Fe(NH_4)(SO_4)_2$ 溶液 10.00ml 于 50ml 容量瓶中，用 $0.010 \text{mol} \cdot \text{L}^{-1}$ $HClO_4$ 溶液稀释至刻度，摇匀备用。同法将 $0.0100 \text{mol} \cdot \text{L}^{-1}$ 磺基水杨酸溶液稀释至 $0.0010 \text{mol} \cdot \text{L}^{-1}$。

[①] $0.0100 \text{mol} \cdot \text{L}^{-1}$ $Fe(NH_4)(SO_4)_2$ 的配制：准确称取 4.8384g 分析纯 $Fe(NH_4)(SO_4)_2 \cdot 12H_2O$ 晶体，加入 100ml 2 mol $\cdot \text{L}^{-1}$ HNO_3 溶液，搅拌使其溶解，转移到 1000ml 容量瓶中，定容待用。

[②] $0.0100 \text{mol} \cdot \text{L}^{-1}$ 磺基水杨酸的配制：准确称取 2.5400g 磺基水杨酸，用 $0.0100 \text{mol} \cdot \text{L}^{-1}$ $HClO_4$ 溶解，转移到 1000ml 容量瓶中，用 $0.0100 \text{mol} \cdot \text{L}^{-1}$ $HClO_4$ 定容待用。

（二）等摩尔系列溶液的配制及吸光度的测定

按表 2-7-1 用量分别吸取 0.010mol·L⁻¹ $HClO_4$ 溶液、0.0010mol·L⁻¹ 磺基水杨酸溶液、0.0010mol·L⁻¹ $Fe(NH_4)(SO_4)_2$ 溶液，逐一加入到 11 只洁净干燥的 10ml 比色管中，搅匀。在 723 型分光光度计上，调节入射波长 500nm，测定各个溶液的吸光度值 A，记录在表 2-7-1 中。

（三）数据处理

以吸光度 A 对 $Fe(NH_4)(SO_4)_2$ 的摩尔分数作图，找出最大吸收峰，算出配合物的组成和表观稳定常数。

表2-7-1　数据记录

溶液编号	1	2	3	4	5	6	7	8	9	10	11
$HClO_4$/ml	2.00	2.00	2.00	2.00	2.00	2.00	2.00	2.00	2.00	2.00	2.00
磺基水杨酸/ml	2.00	1.80	1.60	1.40	1.20	1.00	0.80	0.60	0.40	0.20	0.00
Fe^{3+}/ml	0.00	0.20	0.40	0.60	0.80	1.00	1.20	1.40	1.60	1.80	2.00
稀释至总体积	10.00	10.00	10.00	10.00	10.00	10.00	10.00	10.00	10.00	10.00	10.00
Fe^{3+}摩尔分数	0	0.1	0.2	0.3	0.4	0.5	0.6	0.7	0.8	0.9	1.0
吸光度											

五、注意事项

1. 磺基水杨酸与 Fe^{3+} 形成配位化合物的组成与溶液的 pH 有关，在 pH 为 2～3 时，生成 1:1 型的紫红色配合物；pH 为 4～9 时，生成 1:2 型的红色配合物；pH 为 9～11.5 时，生成 1:3 型的黄色配位化合物。实验时需严格控制溶液的 pH。

2. 比色皿内盛放的溶液不能超过其高度的 4/5。

3. 比色皿放入比色皿架中时，应使光路通过透光玻璃面。

六、思考题

(1)在测定吸光度时，如果温度有较大变化对稳定常数的测定有何影响？

(2)实验中，溶液的 pH 不一致对测定结果有何影响？

实验八　镁原子量的测定

一、目的要求

(1)学会用置换法测定金属元素原子量的方法。

(2)熟悉理想气体状态方程式和分压定律的应用。

(3) 掌握电子天平的使用方法。

二、实验原理

用已知准确质量的金属镁与过量的稀硫酸反应，在一定温度和压力下测出被置换出的氢气体积，即可算出镁的原子量 $M(\text{Mg})$。

$$\text{Mg} + \text{H}_2\text{SO}_4 \xrightarrow{\hspace{1cm}} \text{MgSO}_4 + \text{H}_2\uparrow$$

$$n(\text{Mg}) = n(\text{H}_2), \quad \frac{m(\text{Mg})}{M(\text{Mg})} = \frac{p(\text{H}_2) \cdot V(\text{H}_2)}{RT}$$

$$M(\text{Mg}) = \frac{m(\text{Mg}) \cdot RT}{p(\text{H}_2) \cdot V(\text{H}_2)}$$

式中，$m(\text{Mg})$ 为金属 Mg 的质量，单位为 g；R 为气体常数，其值为 $8.314\text{kPa} \cdot \text{L} \cdot \text{mol}^{-1} \cdot \text{K}^{-1}$；$T$ 为热力学温度，$T = 273.15 + t$；$p(\text{H}_2)$ 为氢气的分压，单位为 kPa；$p(\text{H}_2) = p(大气) - p(\text{H}_2\text{O})$，$p(\text{H}_2\text{O})$ 为水的饱和蒸气压；$V(\text{H}_2)$ 为置换出的氢气体积，单位为 L。

三、实验器材及试剂

1. 器材　50ml 量气管，试管，漏斗，橡胶管，铁架台，分析天平，气压计。
2. 试剂　$2\text{mol} \cdot \text{L}^{-1}$ H_2SO_4，镁条。

四、实验步骤

(一)镁条称量

准确称取两份已擦去表面氧化膜的镁条，每份 0.02～0.03g(准确至小数点后 4 位)。

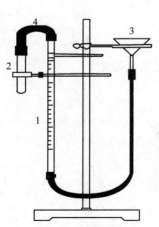

图 2-8-1　原子量测定装置
1. 量气管；2. 反应管(小试管)
3. 漏斗；4. 胶皮管

(二)仪器安装

(1)按图 2-8-1 所示安装仪器，往量气管内装水至稍低于刻度"0.00"的位置。上下移动漏斗以赶尽附着在胶管和量气管内壁的气泡，连接反应管和量气管。

(2)检漏：把漏斗下移一段距离并固定，如果量气管中的液面只在开始时稍有下降，以后(3～5min)维持恒定，说明装置不漏气。如果不能保持恒定，则应检查各接口处是否严密。经检查调整后，再重复试验，直至装置不漏气为止。

(三)测量

(1)取下试管，用小漏斗将 3ml $2\text{mol} \cdot \text{L}^{-1}$ H_2SO_4 溶液注入试管中(切勿使酸沾在试管壁上)。稍稍倾斜试管，将镁条用蒸馏水润湿并贴于试管内壁的上部。勿使镁条与硫酸接触。装好试管，再检查一次是否漏气。

（2）把漏斗移至量气管右侧，使两者的液面保持同一水平，记录量气管的液面高度。

（3）将试管底部稍微抬高，使镁条与硫酸接触。此时，反应产生的氢气进入量气管中并将管中的水压入漏斗内。为防止漏斗中的水溢出，在液面下降时，漏斗也相应地向下移动，使管内液面与漏斗中液面保持同一高度。

（4）反应完成后，待试管冷却至室温，使漏斗与量气管液面处于同一水平，记录液面高度。1～2min 后，重复记录一次。若两次读数相等，则表明管内气体温度已与室温相同，记录室温和大气压。用另一份已称重的镁条重复实验一次。将实验数据填入表 2-8-1，计算镁的原子量。

表2-8-1　镁原子量测定数据记录

室内温度t/℃＿＿＿；大气压力p/kPa＿＿＿；水饱和蒸汽压p/kPa＿＿＿；氢气的分压p/kPa＿＿＿。

实验序号	1	2
镁条质量/g		
反应前液面位置/ml		
反应后液面位置/ml		
氢气体积/ml		
镁的原子量		
镁原子量的平均值		

五、注意事项

（1）硫酸应过量，保证镁条全部反应。

（2）装置不能漏气，保证测量的准确性。

（3）仪器安装过程中，勿使硫酸与镁条接触，以免两者提前反应，致使氢气散失。

六、思考题

（1）所称镁条质量太多或太少对实验有何影响？

（2）如果没有赶尽量气管中的气泡，对实验结果有什么影响？

实验九　凝固点降低法测定葡萄糖摩尔质量

一、目的要求

（1）了解凝固点降低法测定葡萄糖摩尔质量的原理和方法。

（2）掌握溶液凝固点的测定技术，巩固电子天平和滴定管的使用方法。

二、实验原理

难挥发非电解质稀溶液的凝固点降低值 ΔT_f 与溶质的质量摩尔浓度 b_B 成正比，即

$$\Delta T_{\mathrm{f}} = T_{\mathrm{f}}^* - T_{\mathrm{f}} = K_{\mathrm{f}} b_{\mathrm{B}} = K_{\mathrm{f}} \frac{m_{\mathrm{B}}}{M_{\mathrm{B}} m_{\mathrm{A}}}$$

$$M_{\mathrm{B}} = K_{\mathrm{f}} \frac{m_{\mathrm{B}}}{\Delta T_{\mathrm{f}} m_{\mathrm{A}}}$$

式中，T_{f}^* 为纯溶剂的凝固点；T_{f} 为稀溶液的凝固点；b_{B} 为溶质的质量摩尔浓度；K_{f} 为凝固点降低常数，水的 K_{f} 为 $1.86 \mathrm{K \cdot kg \cdot mol^{-1}}$；$M_{\mathrm{B}}$ 为溶质的摩尔质量；m_{B} 为溶质的质量；m_{A} 为溶剂的质量。

通常测定凝固点的方法是将已知浓度的溶液逐渐冷却成过冷溶液，然后促使溶液结晶；当晶体生成时，放出的凝固热使体系温度回升，当放热与散热达成平衡时，温度不再改变，此固液两相达成平衡的温度，即为溶液的凝固点。本实验要测纯溶剂和溶液的凝固点之差。

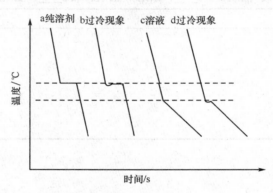

图 2-9-1 步冷曲线

纯溶剂的凝固点是它的液相和固相共存的平衡温度。若将纯溶剂逐步冷却，其冷却曲线如图 2-9-1 中的 a 所示。但实际过程中往往发生过冷现象，即在过冷后才开始析出固体，温度回升并平衡稳定，待液体全部凝固后，温度又逐渐下降，其冷却曲线如图 2-9-1 中的 b 所示。

溶液的凝固点是该溶液的液相与溶剂的固相共存的平衡温度。若将溶液逐步冷却，其冷却曲线与纯溶剂不同，见图 2-9-1 中 c 和 d。由于部分溶剂凝固析出，使剩余溶液的浓度逐渐增大，因而剩余溶液与溶剂固相的平衡温度也逐渐下降。本实验所要测定的是浓度已知的溶液的凝固点。因此，所析出的溶剂固相的量不能太多，否则要影响原溶液的浓度。如有过冷现象如图 2-9-1 中 d 所示，测定凝固点往往偏低，影响摩尔质量的测定结果。因此在测定过程中必须设法控制过冷的程度，一般可通过控制搅拌速度来达到（图 2-9-2）。

由以上讨论可知，溶液的凝固点应为冷却曲线温度回升所达到的最高点。本实验以水为溶剂，以

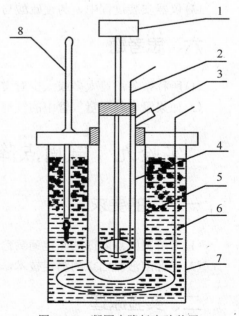

图 2-9-2 凝固点降低实验装置

1. 精密数字温差测量仪；2. 内管搅棒；3. 投料支

葡萄糖为溶质，测定溶液的凝固点降低值 ΔT_f，从而计算葡萄糖的摩尔质量。

三、实验器材及试剂

1. 器材　凝固点测定仪，温度计($-10\sim50$℃)，精密数字温差测量仪，分析天平，50ml 容量瓶。

2. 试剂　粗盐，葡萄糖，冰。

四、实验步骤

(一)调节水浴的温度

在冰水浴槽中加入冰、水及适量的食盐，使冷冻剂稳定为-3℃左右。

(二)仪器安装

按图 2-9-2 将凝固点测定仪安装好。凝固点管、精密数字温差测量仪及搅棒均须清洁和干燥。

(三)水的凝固点的测定

将盛有水的凝固点管直接插入冰水盐浴中，上下移动搅拌棒，使溶剂逐步冷却。当有固体析出时，将凝固点管取出，将管外冰水擦干，在空气套管中，缓慢而均匀地搅拌之(约每秒一次)。观察精密数字温差测量仪读数，直至温度稳定，此乃水的凝固点 T_f^*。

取出凝固点管，用手温热，待管中的固体完全溶化。再重复上面的实验步骤两次，取平均值得到水的凝固点。

(四)溶液凝固点的测定

准确称取 3.0～3.2g 分析纯葡萄糖(准确至小数点后四位)，加水溶解，并用蒸馏水定容至 50.00ml。凝固点管用葡萄糖溶液淌洗 3 次(每次 5ml 左右)，测量溶液的凝固点。重复测量 2 次(要求凝固点绝对误差小于±0.003℃)，取平均值，即为葡萄糖溶液的凝固点 T_f。

五、注意事项

(1)搅拌速度的控制是做好本实验的关键，每次测定应按要求的速度搅拌，并且测溶剂与溶液凝固点时搅拌条件要完全一致。

(2)准确读出温度也是实验的关键所在，应准确至小数点后 3 位。

(3)冰盐浴温度对实验结果也有很大影响，过高会导致冷却太慢，过低则测不出正确的凝固点。

六、思考题

(1)冷却过程中，凝固点管内液体有哪些热交换存在？它们对凝固点的测定有何影响？

(2)加入溶剂中的溶质的量应如何确定？加入量过多或太少将会有何影响？

(3)若测定的纯水的冰点稍偏离0℃，可能由何种因素引起？这对测定某物质的相对分子质量有无影响？

实验十 反应平衡常数与分配系数的测定

一、目的要求

(1)学会用碘量瓶测定一定温度下碘与碘离子反应的平衡常数。

(2)掌握从两液相平衡中取样分析的方法。

(3)了解温度对分配系数及平衡常数的影响。

二、实验原理

(一)分配系数的测定

温度一定时，在两种彼此接触而又互不相溶的溶剂之间，溶质可按一定比例分别溶解，此即为分配，分配达到平衡时，两种溶液平衡浓度的比值是个常数，这个常数称为分配系数。

在一定温度和压力下，碘在四氯化碳和水中达到分配平衡

$$I_2(H_2O) \rightleftharpoons I_2(CCl_4)$$

分配系数的表达式为

$$K = \frac{[I_2]_{CCl_4}}{[I_2]_{H_2O}}$$

用 $Na_2S_2O_3$ 标准溶液和淀粉指示剂，通过滴定可分别测出水层和四氯化碳层中碘的浓度，从而求出分配系数，滴定反应方程式如下

$$I_2 + 2S_2O_3{}^{2-} \rightleftharpoons 2I^- + S_4O_6{}^{2-}$$

(二)平衡常数的测定

在一定温度和压力下，I_2 和 KI 在水溶液中可以建立如下平衡

$$I_2 + KI \rightleftharpoons KI_3{}^-$$

$$K_c = \frac{[KI_3^-]}{[I_2][KI]}$$

测得平衡时各物质的浓度便可求得平衡常数。但用碘量法无法直接测定水溶液中各物

质的浓度，因为当用 $Na_2S_2O_3$ 滴定 I_2 时，随着 I_2 的消耗，平衡将不断向左移动，使 KI_3 继续分解，最终只能测得溶液中 I_2 和 KI_3^- 的总量。

　　为了解决这个问题，本实验用溶有适量碘的四氯化碳溶液和 KI 水溶液混合振荡，达到复相平衡。KI 和 KI_3^- 均不溶于 CCl_4，而 I_2 不仅可以在水层中建立化学平衡，而且在 CCl_4 层与水层之间建立分配平衡，如图 2-10-1 所示。

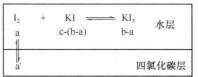

图 2-10-1　碘的复相平衡

　　当测定了 CCl_4 层中碘的浓度（设为 a'）之后，便可通过预先测定的分配系数，求出碘在水层中的浓度 a。由 $Na_2S_2O_3$ 标准溶液滴定求出水层中 I_2 和 KI_3 的总浓度 b，便可求出水层中 KI_3^- 的平衡浓度（b-a）。

　　设水层中 KI 的初始浓度为 c，则平衡时 KI 的浓度 c-(b-a)。上述化学反应的平衡常数为

$$K_c = \frac{[KI_3^-]}{[I_2][KI]} = \frac{b-a}{a[c-(b-a)]}$$

三、实验器材及试剂

　　1. 器材　恒温槽，250ml 碘量瓶，25ml 移液管，10ml 移液管，250ml 锥形瓶，碱式滴定管，10ml 量筒，25ml 量筒，50ml 小烧杯，洗耳球。

　　2. 试剂　$0.01mol \cdot L^{-1}$ $Na_2S_2O_3$ 标准溶液，$0.1mol \cdot L^{-1}$ KI 标准溶液，I_2 的 CCl_4 饱和溶液，纯 CCl_4，1% 淀粉溶液，固体 KI。

四、实验步骤

　　(1) 按表 2-10-1 所列数据，于碘量瓶中配制样品溶液。

表 2-10-1　样品溶液组成表

样品编号	1	2	3
H_2O/ml	200	50	0
I_2 的 CCl_4 溶液/ml	25	20	25
KI 溶液/ml	0	50	100
CCl_4/ml	0	5	0

　　(2) 将配好的溶液置于 25℃ 的恒温槽内恒温约 1h。恒温期间，每隔 10min 振荡一次，至少振荡 6 次。如需恒温槽外振荡，振荡时间不要超过半分钟，以免温度改变，影响结果。

　　(3) 最后一次振荡后，待两液层充分分离后，按表 2-10-2 所列数据吸取样品进行分析。分析水层时，先用 $Na_2S_2O_3$ 标准溶液滴至淡黄色，再加 2ml 淀粉溶液作指示剂，然后仔细滴至蓝色恰好消失为止，所消耗 $Na_2S_2O_3$ 标准溶液记入表 2-10-2。分析 CCl_4 层时，用移液管吸取 CCl_4 层样品溶液，置于盛有 10ml 蒸馏水的锥形瓶中。再加入少许固体 KI 和 2ml 淀粉溶液，用 $Na_2S_2O_3$ 标准溶液进行滴定，直至水层中蓝色恰好消失，四氯化碳层不再出

现红色为止，所消耗 $Na_2S_2O_3$ 标准溶液记入表 2-10-2。滴定后和未用完的 CCl_4 层溶液皆需回收。

表 2-10-2 数据记录表

实验温度：＿＿＿＿，大气压：＿＿＿＿，$Na_2S_2O_3$浓度：＿＿＿＿，KI浓度：＿＿＿＿。

样品编号		1		2		3	
取样体积/ml		50	5	10	5	10	5
		H_2O 层	CCl_4 层	H_2O 层	CCl_4 层	H_2O 层	CCl_4 层
$V(Na_2S_2O_3)$/ml	第 1 次						
	第 2 次						
	平均值						
分配系数							
平衡常数							

分配系数平均值 K=＿＿＿＿＿，平衡常数平均值 K_c=＿＿＿＿ 。

五、注意事项

(1) $Na_2S_2O_3$ 标准溶液滴定碘时，先要滴定至淡黄色再加淀粉溶液。

(2) 取 CCl_4 层样品时，为了不让水层样品溶液进入移液管，用吸耳球边向移液管吹气，使移液管尖端鼓起情况下穿过水层而插入 CCl_4 层。

(3) 滴定过程中需充分振荡。

(4) 平衡常数和分配系数均与温度有关，因此本实验应严格控制温度。

六、思考题

(1) 测定平衡常数和分配系数为什么要求恒温？

(2) 配制溶液时，哪些试剂需要准确计量其体积，为什么？

实验十一 蔗糖水解反应速率常数的测定

一、目的要求

(1) 熟悉化学反应动力学的研究方法。

(2) 掌握蔗糖水解反应速率常数和活化能的测定方法，掌握一级反应规律。

(3) 了解旋光仪的基本原理和使用方法。

二、实验原理

蔗糖在 H^+ 催化作用下水解为葡萄糖和果糖，反应方程式为

$$C_{12}H_{22}O_{11}(蔗糖) + H_2O \xrightarrow{H^+} C_6H_{12}O_6(葡萄糖) + C_6H_{12}O_6(果糖)$$

实验证明，该反应的速率与蔗糖、水及催化剂 H^+ 的浓度均有关。由于反应时水是大量的，尽管有部分水分子参与了反应，仍可近似地认为整个反应过程中水的浓度是恒定的，而 H^+ 是催化剂，其浓度也保持不变，这时反应速率只与蔗糖浓度有关，可视为假一级反应，其动力学方程为

$$\ln c = -kt + \ln c_0 \tag{1}$$

式中，k 为反应速率常数，t 为时间，c 为 t 时刻的反应物浓度，c_0 为反应物的初始浓度。

当 $c = \dfrac{c_0}{2}$ 时，反应所需的时间称为反应的半衰期，用 $t_{1/2}$ 表示。由式(1)可得

$$t_{1/2} = \frac{\ln 2}{k} = \frac{0.693}{k} \tag{2}$$

只要测得不同时刻反应物和产物的浓度，就可由式(1)和式(2)求得反应的速率常数和半衰期。

本实验中所用的蔗糖及水解产物均为旋光性物质，但它们的旋光能力不同，故可以利用体系在反应过程中旋光度的变化来衡量反应的进程。

溶液的旋光度与溶液中所含旋光物质的旋光能力、溶剂、溶液浓度、溶液厚度、光源波长及温度等因素有关。为了比较物质的旋光能力，引入比旋光度 $[\alpha]_D^t$。

$$[\alpha]_D^t = \frac{\alpha}{c \cdot l} \tag{3}$$

式中，t 为实验温度，D 为光源波长，α 为旋光度，l 为溶液厚度，c 为浓度。

由式(3)可得：

$$\alpha = [\alpha]_D^t l \cdot c = kc \tag{4}$$

k 为比例常数，与物质的旋光能力、溶剂、溶液厚度、光源波长、温度等因素有关。

在蔗糖的水解反应中，反应物蔗糖是右旋性物质，其比旋光度 $[\alpha]_D^{20} = 66.6°$。产物中葡萄糖也是右旋性物质，其比旋光度 $[\alpha]_D^{20} = 52.5°$，而果糖是左旋性物质，其比旋光度 $[\alpha]_D^{20} = -91.9°$。由于溶液中各旋光性物质的旋光度具有加和性，因此，随着水解反应的进行，溶液的右旋角度将不断减小，至零后变成左旋，当蔗糖完全转化为产物时，左旋角度达到最大值。

$$t=0, \quad \alpha_0 = k_反 c_0$$

$$t=\infty, \quad \alpha_\infty = k_生 c_0$$

任意时刻 t, $\quad \alpha_t = k_反 c_0 + k_生(c_0 - c)$

其中，$k_反$ 和 $k_生$ 分别为反应物和生成物的比例常数。由此可知

$$c = \frac{\alpha - \alpha}{K_反 - K_生} \tag{5}$$

$$c_t = \frac{\alpha_t - \alpha_\infty}{K_反 - K_生} \tag{6}$$

将式(5)和式(6)代入式(1)，即得

$$\ln(\alpha_t - \alpha_\infty) = -kt + \ln(\alpha_0 - \alpha_\infty) \tag{7}$$

由此可见，以 $\ln(\alpha_t - \alpha_\infty)$ 对 t 作图为一直线，由该直线的斜率可求得反应速率常数 k，进而可求得半衰期 $t_{1/2}$。

若测得不同温度下的速率常数，根据阿仑尼乌斯方程，可求取反应的活化能 E_a，即

$$\ln k = -\frac{E_a}{RT} + \ln A \tag{8}$$

反应的活化能可由 $\ln k$ 对 $1/T$ 作图所得直线的斜率求出。

三、实验器材及试剂

1. 器材　旋光仪，恒温槽，秒表，100ml 烧杯，移液管，带塞三角瓶。

2. 试剂　20%蔗糖溶液，$2\ \mathrm{mol \cdot L^{-1}}$ HCl 溶液。

四、实验步骤

1. 旋光仪零点的校正　打开旋光仪预热几分钟，旋光管内注满蒸馏水，旋紧套盖，用擦镜纸擦净两端玻璃片，放入旋光仪内，盖上槽盖，调节目镜使视野清晰。然后旋转检偏镜能观察到明暗相等的三分视野为止，记下刻度盘读数，重复操作三次，取其平均值，此即为旋光仪零点。测毕取出旋光管，倒出蒸馏水。

2. 用移液管移取 25ml 蔗糖溶液于干燥的 100ml 带塞三角瓶中，移取 25ml $2\ \mathrm{mol \cdot L^{-1}}$ HCl 溶液于另一三角瓶中，两者分别放入 30℃恒温槽中恒温。

3. 迅速将 HCl 溶液倒入蔗糖溶液中，计时开始。为了使两者完全等量混合，将溶液倒回装 HCl 的锥形瓶中，摇匀，再倒回原来瓶中，来回倒 3 次。用少量混合液润洗旋光管 2 次，然后将混合液装满旋光管，进行 α_t 的测定。从计时开始，每隔 3min 测一次旋光度，测定 6 次，继而每隔 5min 测一次，测定 3 次。

测定旋光度时，应将旋光管置于恒温槽中，测定前迅速取出，两头擦净后进行测定。测定结束后，再迅速放回到恒温槽中。注意：旋光管中若有气泡，应先让气泡浮在凸颈处，旋紧旋光管两端的旋光片时既要防止过松引起液体渗漏，又要防止过紧造成用力过大而压碎玻片。操作时应特别注意避免酸液滴漏到仪器上腐蚀仪器，实验结束后必须将旋光管洗净。旋光仪中的钠光灯不宜长时间开启，测量时间间隔较长时应熄灭，以免损坏及温度对 α_t 的测定产生影响。

4. α_∞ 的测定　步骤 3 剩余的混合液放入 50～60℃的恒温水浴槽中，反应 60min 后冷却至实验温度，测定其旋光度，此值即为 α_∞。注意：水浴温度不可太高，否则将产生副反应，溶液颜色变黄，同时在恒温过程中避免溶液蒸发影响浓度，以致造成 α_∞ 偏差。

5. 根据需要，还可选做以下实验

(1)催化剂的用量对反应速率的影响：用蒸馏水将 $2\mathrm{mol \cdot L^{-1}}$ HCl 稀释成 $1\mathrm{mol \cdot L^{-1}}$，重复步骤 4、5，测定 α_t 和 α_∞，计算速率常数。

(2)温度对反应速率的影响：分别在不同温度(如 25℃、30℃、和 35℃)下，使用相同

浓度的催化剂，重复步骤 4、5，测定 α_t 和 α_∞，计算各温度下的速率常数和反应的活化能。不同温度测定时，取样时间间隔和反应总时间应作适当调整。

6. 数据处理　按表 2-11-1 记录实验数据。

(1) 数据处理方法 I

根据式 (7)，以 $\ln(\alpha_t - \alpha_\infty)$ 对 t 作图，由直线斜率求反应速率常数 k；计算蔗糖转化反应的半衰期。比较催化剂浓度对反应速率常数 k 及 α_∞ 的影响。根据阿仑尼乌斯方程，计算反应活化能 E_a。

表 2-11-1　不同时刻反应体系的旋光度数据

$\alpha_{\text{零点}}$=____；$c(HCl)$=____ $mol \cdot L^{-1}$；$c(蔗糖)$=____ %；T: ____K；p大气: ____ kPa

时间	旋光度 α_t	$\alpha_t - \alpha_\infty$	$\ln(\alpha_t - \alpha_\infty)$
0			
3			
6			
9			
12			
…			
∞			

(2) 数据处理方法 II

测定 α_∞ 时需要等待较长时间，改变数据处理方法可不测定 α_∞。方法原理如下

由反应的动力学方程 (7) $\ln(\alpha_t - \alpha_\infty) = -kt + \ln(\alpha_0 - \alpha_\infty)$ 可得

$$\alpha_t - \alpha_\infty = (\alpha_0 - \alpha_\infty)e^{-kt} = Ae^{-kt} \tag{9}$$

其中，$A = \alpha_0 - \alpha_\infty$，为一常数。当反应时间由 t 增加到 $t + \Delta t$，由 (9) 式可得

$$\alpha_{t+\Delta t} - \alpha_\infty = Ae^{-k(t+\Delta t)} \tag{10}$$

式 (9) - (10) 得

$$\alpha_t - \alpha_{t+\Delta t} = Ae^{-kt} - Ae^{-k(t+\Delta t)} = Ae^{-kt}(1 - e^{-k\Delta t}) \tag{11}$$

固定 Δt，因 A 为定值。则 $A(1 - e^{-k\Delta t})$ 为定值，令 $A' = A(1 - e^{-k\Delta t})$，则式 (11) 可简化为：

$$\alpha_t - \alpha_{t+\Delta t} = A'e^{-kt} \tag{12}$$

式 (12) 两边取对数得

$$\ln(\alpha_t - \alpha_{t+\Delta t}) = -kt + \ln A' \tag{13}$$

以 $\ln(\alpha_t - \alpha_{t+\Delta t})$ 对 t 作图，可得一直线，通过直线斜率求得速率常数 k，而不必测定 α_∞。令 $\Delta t = 20\text{min}$，每隔 5 min 记录溶液的旋光度，按表 2-11-2 记录实验数据。

根据式 (13)，以 $\ln(\alpha_t - \alpha_{t+\Delta t})$ 对 t 作图，由直线斜率求反应速率常数 k；计算蔗糖转化反应的半衰期。根据阿仑尼乌斯方程，计算反应活化能 E_a。

表 2-11-2　不同时刻反应体系的旋光度数据

$\alpha_{零点}$=____；c(HCl)=____mol·L^{-1}；c(蔗糖)=____%；T：____K；p 大气：____kPa

时间(min)	旋光度 α_t	$\alpha_t - \alpha_{t+\Delta t}$	$\ln(\alpha_t - \alpha_{t+\Delta t})$
0			
5			
10			
15			
20			
…			
45			

五、注意事项

(1)装液时要旋紧旋光管两端的旋光片。既要防止旋转过松引起液体渗漏，又要防止旋转过紧造成用力过大而压碎玻片。测定时旋光管中若有气泡，应先让气泡浮在凸颈处。

(2)旋光仪使用中，若两次测定间隔时间较长，应切断电源，在下次使用时提前 10min 再开启。

(3)由于反应液的酸度很大，因此旋光管一定要擦干后才能放入旋光仪内，以免酸液腐蚀旋光仪，实验结束后必须洗净样品管。

六、思考题

(1)在蔗糖转化反应过程中，所测的旋光度 α_t 是否需要零点校正？为什么？
(2)蔗糖溶液为什么不需要准确配制？
(3)蔗糖的转化速率与哪些因素有关？

实验十二　乙酸乙酯皂化反应速率常数的测定

一、目的要求

(1)用电导率法测定乙酸乙酯皂化反应速率常数和半衰期。
(2)学会用 Excel 作图法求二级反应的速率常数，掌握活化能的测定方法。
(3)掌握电导率仪的使用方法。

二、实验原理

乙酸乙酯皂化为二级反应

$$CH_3COOC_2H_5 + NaOH \longrightarrow CH_3COONa + C_2H_5OH$$

为了数据处理方便，在设计实验时将反应物 $CH_3COOC_2H_5$ 和 NaOH 采用相同的浓度 c_0 作为起始浓度。当反应时间为 t 时，反应所生成的 CH_3COONa 和 C_2H_5OH 的浓度为 c，则 $CH_3COOC_2H_5$ 和 NaOH 的浓度则为 (c_0-c)。

$$CH_3COOC_2H_5 + NaOH \longrightarrow CH_3COONa + C_2H_5OH$$

$t=0$	c_0	c_0	0	0
$t=t$	c	c	c_0-c	c_0-c
$t=\infty$	0	0	c_0	c_0

该反应的积分速率方程为

$$\frac{1}{c} - \frac{1}{c_0} = kt \tag{1}$$

式中，k 为反应速率常数。只要测出不同时刻 t 下浓度 c，就可以通过计算得到反应速率常数。

反应过程中不同时刻各物质的浓度，可以通过酸碱滴定测得（化学法），也可通过间接测定溶液的电导率而求得（物理法），本实验采用后者。由于整个反应体系是在稀溶液中进行，体系中参与导电的离子有 Na^+、OH^-、CH_3COO^-，由于 Na^+ 的浓度在反应前后不发生变化，随着反应的进行，溶液中电导率较大的 OH^- 离子逐渐被电导率较小的 CH_3COO^- 离子取代，溶液的电导率值逐渐减小。因此，可以用电导率的变化来表征浓度的变化。

$$\kappa_0 = A_1 c_0 \qquad \kappa_\infty = A_2 c_0 \qquad \kappa_t = A_1 c + A_2(c_0-c)$$

式中，κ_0 为反应起始时的电导率，κ_t 为反应进行到 t 时刻的电导率，κ_∞ 为反应完全时的电导率。消去比例常数 A_1、A_2，整理后可得浓度 c 与电导率的关系式为

$$c = \frac{\kappa_t - \kappa_\infty}{\kappa_0 - \kappa_\infty} c_0 \tag{2}$$

(2)式代入(1)式，整理后得

$$\kappa_t = \frac{1}{c_0 k} \times \frac{\kappa_0 - \kappa_t}{t} + \kappa_\infty \tag{3}$$

实验中，只要测出 κ_0 和不同时刻的 κ_t 后，以 κ_t 对 $\dfrac{\kappa_0 - \kappa_t}{t}$ 作图，由直线的斜率可以求出反应速率常数 k。

在温度变化范围不大时，反应速率常数与温度的关系符合阿仑尼乌斯公式，测定两个不同温度下的速率常数，即可求出反应的活化能 E_a。

$$\ln \frac{k_2}{k_1} = \frac{E_a}{R} \left(\frac{T_2 - T_1}{T_1 T_2} \right) \tag{4}$$

三、实验器材及试剂

1. **器材**　恒温槽，电导率仪，双管电导池，移液管。
2. **试剂**　$0.02 mol \cdot L^{-1}$ NaOH，$0.02 mol \cdot L^{-1}$ $CH_3COOC_2H_5$，$0.01 mol \cdot L^{-1}$ NaOH。

四、实验步骤

(1)调节恒温水浴槽至 25℃（或维持室温）。

(2)κ_0 的测量：取适量 0.01mol·L^{-1} NaOH 溶液于烧杯中，插入电导电极，置于恒温槽中室温下恒温 10min，待示数稳定后读数。

(3)κ_t 的测量：准确移取 10.00ml 0.02mol·L^{-1} NaOH 溶液和 10.00ml 0.02mol·L^{-1} CH$_3$COOC$_2$H$_5$ 溶液分别置于双管电导池中，恒温 10min 后，用洗耳球将一侧反应物压入另一侧，开始计时，然后反复压入 3 次使其混合均匀，每隔 3min 记录一次电导率。

(4)活化能的测定：调节恒温水浴槽至 30℃（或比室温高 5～8℃），重复 2、3 步骤，测定不同温度下速率常数。

(5)实验数据记录：实验数据记录于表 2-12-1，并按要求进行数据处理。

表 2-12-1　不同时刻反应体系的电导率值

t/min	$\kappa_t \times 10^3$/(s/m)	$\dfrac{\kappa_0 - \kappa_t}{t}$
0		
3		
6		
9		
12		
15		
18		
21		
24		

1）以 κ_t 对 $\dfrac{\kappa_0 - \kappa_t}{t}$ 作图，用 Excel 软件中的线性拟合得到标准曲线，由直线的斜率可以求出反应速率常数 k，并计算反应的半衰期。

2）由 25℃和 30℃的速率常数值，计算反应活化能。

五、注意事项

(1)更换电导池溶液时，都要用电导水淋洗电极和电导池，接着用被测溶液淋洗 2～3 次。

(2)电极引线不能潮湿，否则将影响测定结果。

(3)盛放待测试液的容器必须清洁，无离子沾污。

六、思考题

(1)在本实验中，溶液的电导率与反应进程有何关系？

(2)本实验为何采用稀溶液，浓溶液可否？

(3)本实验为何要在恒温条件下进行？

实验十三　完全互溶双液系平衡相图的绘制

一、目的要求

(1)用回流冷凝法测定不同浓度环己烷-乙醇体系的沸点和气、液两相平衡组成，绘制沸点-组成图。

(2)掌握阿贝折射仪的使用方法。

(3)通过实验进一步理解相图和相律的基本概念。

二、实验原理

任意两个在常温时为液态的物质混合组成的体系称为双液体系。两种溶液若能按任意比例溶解，称为完全互溶双液体系。恒压下完全互溶双液体系的沸点-组成图有三种类型：①溶液沸点介于两种纯组分沸点之间，如苯与甲苯的双液体系，见图 2-13-1(a)。这类双液体系可用分馏法从溶液中分离出两个纯组分。②溶液有最高恒沸点，如硝酸-水的双液体系，见图 2-13-1(b)。③溶液有最低恒沸点，如环己烷-乙醇、水-乙醇的双液体系，见图 2-13-1(c)。

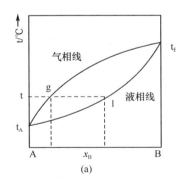 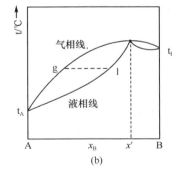 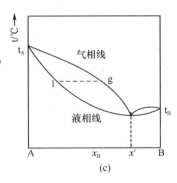

图 2-13-1　完全互溶双液体系的沸点组成图

具有最低或最高恒沸点的体系，在恒沸点处液相和气相组成相同，这时的混合物称为恒沸混合物。恒沸混合物不能用简单分馏法分离出两个纯组分，需采用特殊分馏方法。

本实验中的环己烷-乙醇双液体系具有最低恒沸点，在常压下对不同组成的样品进行回流冷凝达到平衡，测定气液平衡时的沸点和组成，绘制沸点-组成图。

测定沸点和平衡组成的装置称为沸点测定仪(图 2-13-2)，主要部件为带有回流冷凝管的长颈圆底烧瓶。冷凝管底部有半球形小室，用以收集冷凝下来的气相样品。气、液平衡时的沸点可由温度计读出，气相和液相的组成可通过测定折射率对照标准曲线进行计算。

三、实验器材及试剂

1. 器材　沸点测定仪，阿贝折射仪(接超级恒温槽)，精密数字温度计，10ml 吸量管，20ml 吸量管，25ml 容量瓶。

2. 试剂　环己烷，无水乙醇。

四、实验步骤

1. 标准溶液的配制　按表 2-13-1 所示用量，配制环己烷体积分数 0 到 1.0 的环己烷-乙醇溶液各 25ml。

2. 标准溶液折射率的测定　连接折射仪的超级恒温槽。依次测定标准溶液的折射率，并将数据填入表中。每次测定后，应对折射仪中的样品池进行清洁干燥处理。

3. 安装沸点测定仪　将干燥的沸点仪按图 2-13-2 安装好，塞紧带有温度计的塞子，注意温度计的水银球不能接触电热丝。

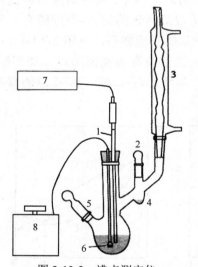

4. 沸点测定　将待测样品约 25ml 从加液口倒入沸点仪中(注意电热丝应完全浸没于溶液中)，使温度计水银球 1/2 至 2/3 处浸入溶液中。打开冷凝水，接通电源，调整输出电压 15～20V(勿使电压过大，以免发生事故)，使液体缓缓加热升温至沸腾。液体沸腾后，保持回流数分钟，并将接收管中的最初气相冷凝液倒回到液相中 2～3 次，在气液充分平衡后(此时温度恒定)，读取沸点，并停止加热。注意，1 号和 11 号样品为纯乙醇和环己烷，可不做实验测定。其沸点根据当天的大气压按克劳修斯-克拉贝龙方程计算(乙醇的沸点为 78.5℃，摩尔汽化热 $\triangle H_{vap}$ 为 39.380kJ·mol^{-1}。环己烷的沸点为 80.7℃，摩尔汽化热 $\triangle H_{vap}$ 为 29.952 kJ·mol^{-1})。

图 2-13-2　沸点测定仪
1. 温度计；2. 气相冷凝液取样口；3. 冷凝管；4. 气相冷凝液接受管；5. 加液口；6. 电热丝；7. 数字温度计；8. 调压器.

5. 组成测定　用干燥的吸管分别吸取气相冷凝液(气相样品)和残留液(液相样品)，用阿贝折射仪迅速测定其折射率。测定完毕，将原溶液全部放出或倒出，收集在回收瓶中。沸点仪、取样吸管用电吹风作干燥处理。

6. 重复步骤 4、5，同法测定其他样品的沸点和气、液两相的折射率。

7. 数据记录与处理　实验数据填入表 2-13-1 中，并按要求处理数据。

表 2-13-1　样品的折射率和组成($p_{大气}=$_____)

样品编号	1	2	3	4	5	6	7	8	9	10	11
体积分数	0	0.1	0.2	0.3	0.4	0.5	0.6	0.7	0.8	0.9	1.0

续表

样品编号	1	2	3	4	5	6	7	8	9	10	11
环己烷/ml											
乙醇/ml											
标液折射率											
沸点											
气相折射率											
气相组成											
液相折射率(环己烷 $V\%$)											
液相组成(环己烷 $V\%$)											

(1)作折射率对组成的标准曲线,用 Excel 软件中的二次三项式拟合得到曲线方程,方程形式为

$$x = an^2 + bn + c$$

式中,n 为折射率;x 为组成(环己烷的体积分数);a、b、c 为拟合参数。拟合相关系数 r 应大于 0.99。

(2)根据标准曲线计算各溶液气相与液相组成。

(3)绘制环己烷-乙醇溶液的沸点-组成相图。

五、注意事项

(1)测定折射率时,动作应迅速,以避免样品中易挥发组元损失,确保数据准确。

(2)每种浓度样品其沸腾状态应尽量一致,不要过于激烈也不要过于慢。

(3)先开通冷却水,然后开始加热;系统达到平衡后,停止加热,稍冷却后方可取样分析;每次取样量不宜过多,取样管一定要干燥;取样后的滴管不能倒置。

(4)阿贝折射仪的棱镜不能用硬物触及(如滴管),擦拭棱镜需用擦镜纸。

六、思考题

(1)将含环己烷 30%的环己烷-乙醇溶液在 101.325kPa 进行精馏时,如塔效率足够高可以得到什么馏出液和残馏液?

(2)将恒沸混合物进行精馏时可以得到什么结果?

(3)如何判断气液两相已达平衡?

(4)本实验的误差来源有哪些?

实验十四 液体表面张力的测定

一、目的要求

(1)用最大泡压法测定不同浓度正丁醇溶液的表面张力。

（2）利用吉布斯吸附公式计算正丁醇溶液的表面吸附量和单分子横截面积。

二、实验原理

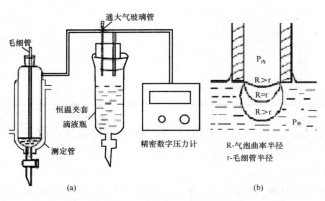

图 2-14-1　表面张力测定原理示意图

(a)实验装置；(b)气泡形成过程

最大泡压法测定表面张力的装置如图 2-14-1(a)所示：

将被测液体装于测定管中，打开滴液瓶活塞缓缓放水抽气，系统不断减压，毛细管出口将出现一小气泡，如果毛细管半径很小，则形成的气泡基本上是球形的。当气泡开始形成时，表面几乎是平的，这时曲率半径最大；随着气泡的形成，曲率半径逐渐变小，直到形成半球形，这时曲率半径 R 等于毛细管半径 r，曲率半径达最小值，此时附加压力达最大值。气泡进一步长大，R 增大，附加压力变小，直到气泡逸出，如图 2-14-2(b)所示。

气泡内压力

$$p_内 = p_{系统} - \frac{2\sigma}{R}$$

气泡外压力

$$p_外 = p_{大气} + \rho g h$$

控制毛细管端口与液面相切，使 $h=0$，气泡所受静水压为零。当气泡半径等于毛细管半径时，液面对小气泡的附加压力为

$$\Delta p_{max} = p_{大气} - p_{系统} = \frac{2\sigma}{R}$$

液体的表面张力为

$$\sigma = \frac{R}{2} \Delta p_{max} = K \Delta p_{max}$$

式中，R 为毛细管的半径，K 称为毛细管系数，通常用已知表面张力的标准物质测定。

恒温下测定不同浓度正丁醇溶液的表面张力，以表面张力对溶液浓度作图，可得 σ-c 曲线，根据 Gibbs 吸附等温式可求表面吸附量

$$\Gamma = -\frac{c}{RT} \left(\frac{\partial \sigma}{\partial c} \right)_T$$

溶液浓度足够大时，吸附达到饱和。饱和吸附量 Γ_{max} 可以近似的看作为单位表面上定向排列呈单分子吸附时溶质的物质的量。利用饱和吸附量可计算被吸附的表面活性剂单个分子的横截面积。

$$A_s = \frac{1}{\Gamma_{max} N}$$

式中，A_s——单个分子的横截面积，Γ_{max}——饱和吸附量，N——阿伏伽德罗常数。

三、实验器材及试剂

1. 器材 表面张力测定装置，超级恒温水浴，5ml、10ml、20ml 移液管，50ml 容量瓶。

2. 试剂 $0.5mol \cdot L^{-1}$ 正丁醇。

四、实验步骤

(1) 调节恒温槽温度至指定值，如 30℃，打开数字式微压式测量仪的电源，预热 20min。

(2) 准确配制下列浓度的溶液 0.025、0.050、0.075、0.10、0.15、0.20mol $\cdot L^{-1}$ 正丁醇溶液各 50ml。必要时可测定折射率，通过标准曲线确定溶液的准确浓度。

(3) 在事先洗净的测定管中注入适量蒸馏水，插入毛细管，调节蒸馏水的量，确保毛细管端刚好与液面垂直相切。

将测定管固定在恒温槽内，注意保持垂直。在体系通大气压的条件下按校零按钮，使显示器值为 0.000kPa。

(4) 恒温 5~10min 后，打开滴液瓶活塞缓慢放水，使系统逐渐减压。控制水的流速使气泡形成速度稳定(约 5~10s 出一个气泡)后，记录气泡逃逸时的最大压力差。连续读取三次(误差不超过±2Pa)，取平均值，计算毛细管常数 K 值。

(5) 按照由稀到浓的顺序，依次测定不同浓度正丁醇溶液，更换溶液时必须用待测溶液润洗测定管和毛细管 3 次。

(6) 数据记录与处理：将实验所得数据记入表 2-14-1，并按要求处理数据。

1) 根据水的表面张力和实测附加压力，计算毛细管系数 K。

2) 计算各浓度正丁醇水溶液的表面张力，并列成表。

3) 作 σ-c 图，用吉布斯公式计算不同浓度的表面吸附量。

4) 作 Γ-c 图，得到饱和吸附量，计算正丁醇分子的截面积。

表 2-14-1　表面张力测定实验数据(实验温度t = ℃)

待测液 最大压力差 Pa	H₂O	C₄H₉OH/(mol · L⁻¹)					
		0.025	0.050	0.075	0.10	0.15	0.20
Δp_{max} 第一次							
Δp_{max} 第二次							
Δp_{max} 第三次							
Δp_{max} 平均值							
表面张力(σ/N.m⁻¹)	查表						

五、注意事项

（1）所用毛细管必须干净、干燥，应保持垂直，其管口刚好与液面相切。
（2）读取压力计的压差时，应取气泡单个逸出时的最大压力差。

六、思考题

（1）实验时，为什么毛细管口应处于刚好接触溶液表面的位置？如插入一定深度对实验将带来什么影响？
（2）在毛细管口所形成的气泡什么时候其半径最小？毛细管半径太大或太小对实验有什么影响？
（3）实验中测定水的作用是什么？
（4）为什么要求从毛细管中逸出的气泡必须均匀而间断？如何控制出泡速度？

实验十五　临界胶束浓度的测定

一、目的要求

（1）掌握用电导法测定表面活性剂 CMC 的方法。
（2）熟悉电导率仪的使用。

二、实验原理

能够显著降低水的表面张力的物质称为水的表面活性剂。它通常是由亲水基团和亲油基团两部分组成的。表面活性剂由于其两亲的分子结构特点，容易定向吸附在水溶液表面，因此只需要很小的浓度就可以极大地降低溶液的表面张力。但是，当表面活性剂在溶液中的浓度达到一定值后，就会在水溶液中形成多分子聚集体，称为胶束（micelle）。形成胶束所需的表面活性剂的最低浓度称为临界胶束浓度（critical micelle concentration，CMC）。CMC 越小，表示这种表面活性剂形成胶束所需浓度越低，达到表面饱和吸附的浓度越低。因此，测定表面活性剂的 CMC，掌握 CMC 的影响因素，对于深入研究表面活性剂至关重要。

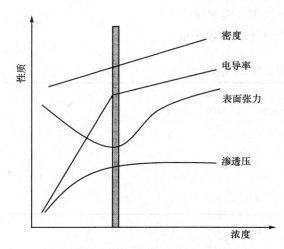

图 2-15-1　胶束形成前后溶液的性质改变

表面活性剂溶液的许多物理化学性质随着胶束的形成而发生突变(图 2-15-1)。理论上，对这些性质进行测量都可以用来测定 CMC。实验室常用的有电导法、表面张力法、染料法和加溶作用法等。本实验采用电导法测定离子型表面活性剂(十二烷基硫酸钠，Sodium dodecyl sulfate，简称 SDS)的 CMC 值。

由图 2-15-1 可见，表面活性剂的电导率在 CMC 点会发生明显改变。因此，利用电导率仪测定不同浓度的十二烷基硫酸钠水溶液的电导值，并作电导值与浓度的关系图，从图中的转折点即可求得临界胶束浓度。

三、实验器材及试剂

1. 器材　DDS-307 型电导率仪(附带电导电极)，恒温水浴槽，25ml 容量瓶。
2. 试剂　$0.02 \, mol \cdot L^{-1}$ 十二烷基硫酸钠溶液。

四、实验步骤

(一)准备

(1)打开恒温水浴，并调节至合适的温度。
(2)开通并校准电导率仪。

(二)溶液配制

准确配制 0.002、0.004、0.006、0.007、0.008、0.009、0.010、0.012、0.014，0.016、0.018、0.020mol·L^{-1} 的十二烷基硫酸钠溶液各 25.00ml。

(三)电导率测定

按照从稀到浓的顺序，分别测定 25℃、35℃和45℃时上述各溶液的电导率。每个溶液的电导率读数 3 次，取平均值。实验数据记录于表 2-15-1。

(四)数据处理

分别以电导率对浓度作图，获得不同温度下十二烷基硫酸钠的 CMC 值。

表 2-15-1　十二烷基硫酸钠溶液的电导率

	1	2	3	4	5	6	7	8	9	10	11	12
c_{SDS}												
κ(25℃)												
κ(35℃)												
κ(45℃)												

五、注意事项

(1)电极不使用时应浸泡在蒸馏水中，用时用滤纸轻轻吸干，不可用硬纸擦拭电极。

(2)配制溶液时，尽量减少泡沫，保证表面活性剂完全溶解，否则影响浓度的准确性。

六、思考题

(1)实验中影响临界胶束浓度的因素有哪些？
(2)是否所有的表面活性剂都能用本实验方法测定临界胶束浓度？举例说明。
(3)本实验中为何必须用电导水来配制溶液？

实验十六　胶体的制备与性质

一、目的要求

(1)熟悉溶胶的光学、电学性质，熟悉溶胶的聚沉现象。
(2)了解大分子溶液的某些性质；了解胶体的制备方法。

二、实验原理

胶体是物质的一种分散状态，当物质以 $1 \sim 100nm$ 大小的粒子分散于某种介质中时，就成为胶体体系。胶体分散系主要包括溶胶和大分子溶液。

溶胶的制备方法通常有分散法和凝聚法。分散法是把较大的溶质颗粒通过研磨法或超声波冲击法分散为胶体分散粒子；凝聚法是借助化学反应使溶质分子或离子聚集为胶体分散粒子。本实验采用水解反应和复分解反应制备溶胶。

水解法制备 $Fe(OH)_3$ 溶胶

$$FeCl_3 + H_2O \longrightarrow Fe(OH)_3 + 3HCl$$
$$Fe(OH)_3 + HCl \longrightarrow FeOCl + 2H_2O$$
$$FeOCl \longrightarrow FeO^+ + Cl^-$$

胶核吸附 FeO^+ 而使胶粒带正电荷。

利用复分解反应制备 AgI 溶胶

$$AgNO_3 + KI \longrightarrow AgI + KNO_3$$

AgI 胶粒所带电荷取决于所用试剂的相对量，如在制备 AgI 溶胶的反应中 $AgNO_3$ 过量，则胶粒吸附 Ag^+ 带正电荷；若 KI 过量，则胶粒吸附 I^- 带负电荷。

胶体的性质与其结构密切相关。由于胶粒的直径在 $1 \sim 100nm$，易引起入射光的散射，故溶胶可产生丁达尔效应。胶粒表面积大使其具有较强的吸附能力，能够选择性地吸附电解质粒子而使溶胶的胶粒带电。带电胶粒在外电场中向电性相反的电极发生定向移动，即电泳。胶粒带电是溶胶稳定的主要因素，如果在溶胶中加入电解质，中和其所带电荷并破坏其水化膜，可使溶胶发生聚沉。

大分子化合物溶液也属于胶体体系，但其分散相是单个大分子，属均相体系，故它和溶胶既具有一些共同性质，也有其自身特性。向蛋白质溶液中加入足量的中性盐，使蛋白质沉淀析出的作用称为盐析。

向溶胶中加适量的大分子溶液，能显著地提高其稳定性，因大分子溶液可在胶粒周围形成高分子保护层，从而大大减弱胶粒聚结的可能性。但是如果加入的大分子溶液的量不足，对溶胶不但起不到保护作用，反而会降低其稳定性，甚至发生聚沉，这种现象称为敏化作用。

三、实验器材及试剂

1. 器材 试管架及试管，石棉网，酒精灯，50ml 烧杯，10ml 量筒，50ml 量筒，丁达尔效应装置，电泳装置，表面皿。

2. 试剂 $0.1mol \cdot L^{-1}$ $FeCl_3$，$0.1mol \cdot L^{-1}$ KI，$0.1mol \cdot L^{-1}$ $AgNO_3$，$0.1mol \cdot L^{-1}$ KNO_3，1%白明胶溶液，蛋清溶液[①]，琼脂，$2.0mol \cdot L^{-1}$ KCl，$0.1mol \cdot L^{-1}$ K_2CrO_4，$0.1mol \cdot L^{-1}$ $K_3[Fe(CN)_5]$，$0.1mol \cdot L^{-1}$ $(NH_4)_2SO_4$，饱和 $(NH_4)_2SO_4$ 溶液。

四、实验步骤

(一)溶胶的制备与性质

1. 制备 Fe(OH)₃ 溶胶 将 20ml 蒸馏水加入 50ml 烧杯中，加热至沸，然后边搅拌边逐滴加入 $0.1mol \cdot L^{-1}$ $FeCl_3$ 溶液 3ml(每 ml 约 20 滴)，继续煮沸 1~2min，观察溶液颜色变化。保留溶胶供下面实验使用。

2. 制备 AgI 溶胶 量取 $0.1mol \cdot L^{-1}$ KI 溶液 10ml，放入 50ml 烧杯中，边搅拌边逐滴加入 $0.025mol \cdot L^{-1}$ $AgNO_3$ 溶液 50ml，观察溶液颜色变化。保留溶胶供下面实验使用。

3. 观察丁达尔现象[②] 将制得的 Fe(OH)₃ 溶胶倒入试管中，然后放入丁达尔效应箱内观察有无乳光现象。

改用 $0.1mol \cdot L^{-1}$ $FeCl_3$ 溶液做同样的实验，观察有无乳光现象。

4. 电泳 将制得 AgI 溶胶加入电泳装置的 U 形管中，并在管的两边沿管壁小心地等量加入 1~2ml $0.1mol \cdot L^{-1}$ KNO_3，使溶胶与水间有清晰的界面(界面不清要重做)，并且保持两边界面高度一致，然后插入电极，接通电源，过一段时间观察现象，并判断胶粒所带电荷。

5. 溶胶的聚沉 取三支试管各加入 1ml Fe(OH)₃ 溶胶，然后再分别逐滴加入 $2.0mol \cdot L^{-1}$ KCl、$0.1mol \cdot L^{-1}$ K_2CrO_4 和 $0.1mol \cdot L^{-1}$ $K_3[Fe(CN)_5]$ 溶液。每支试管都加到刚出现混浊为止，记录加入的每种电解质溶液的滴数。判断胶粒所带电荷，比较电解质的聚沉能力。

另取一支试管，加入 1ml AgI 溶胶，然后逐滴加入 Fe(OH)₃ 溶胶，并不断振荡，观察

---

① 蛋清溶液的配制：用新鲜鸡蛋清与水体积按 1：10 混合即可。
② 若 Fe(OH)₃ 溶胶的丁达尔现象不明显，可滴加 1mol · L⁻¹ 氨水调节 pH=3~4，或加水稀释。

现象并解释原因。

再取一支试管，加入 2ml AgI 溶胶，加热至沸，观察现象并解释原因。

(二)高分子溶液的性质

1. 高分子溶液的凝胶作用 在烧杯中加入 30ml 蒸馏水，盖上表面皿，加热至沸，在沸水中加入约 0.06g 琼脂，用玻璃棒搅拌，完全溶解后配成琼脂高分子溶液，静置冷却，即得凝胶。

2. 蛋白质溶液的盐析作用 在一支大试管中，加入 1ml 蛋清溶液，逐滴加入饱和 $(NH_4)_2SO_4$ 溶液，直至析出沉淀，然后加入 5～6ml 蒸馏水，观察沉淀是否溶解，并解释原因。

3. 高分子溶液对溶胶的保护作用 取两支试管各加入 2ml $Fe(OH)_3$ 溶胶，然后在一支试管中加入 1ml 蒸馏水，另一支试管中加入 1ml 1%白明胶溶液，摇匀后，向第一支试管中逐滴加入 $0.1mol \cdot L^{-1}$ $(NH_4)_2SO_4$ 溶液，加到刚出现混浊为止，记下加入 $(NH_4)_2SO_4$ 溶液的滴数，然后于第二支试管中滴入相同滴数的 $0.1mol \cdot L^{-1}$ $(NH_4)_2SO_4$ 溶液，观察有无沉淀，并加以解释。

4. 敏化作用 取两支试管各加入 2ml AgI 溶胶，然后往一支试管中加入 2 滴 1%白明胶溶液，往另一支试管中加入 0.5ml 0.1 $mol \cdot L^{-1}$ KNO_3 溶液，摇匀。观察两试管中的聚沉现象并加以解释。

五、注意事项

制备氢氧化铁胶体时，保持沸腾 1～2min，时间不能过长，因为温度升高，胶粒的运动速度加快，且吸附的离子数减少，容易相互聚沉而形成 $Fe(OH)_3$ 沉淀。

六、思考题

(1)溶胶稳定存在的原因是什么？使溶胶聚沉的措施有哪些？

(2)溶胶与高分子溶液有何异同点？

(3)在 $AgNO_3$ 过量时制备的 AgI 溶胶，能否与 $Fe(OH)_3$ 溶胶相互聚沉？

第三部分　元素化合物性质

本部分包括 s 区、p 区、d 区和 ds 区元素及其化合物的性质和鉴定实验，最后还设计了一个趣味实验，以提高学生的学习兴趣。通过学习，使学生掌握常见元素和化合物的溶解性、酸碱性、热稳定性、氧化还原性、水解及配位等性质及其递变规律，熟悉常见元素和化合物的鉴定反应，以巩固对所学理论知识的理解，养成正确观察、如实记录、善于分析实验现象的习惯，培养实事求是的科学态度和严谨的工作作风。

实验十七　s 区元素的性质

一、目的要求

(1) 熟悉 s 区元素及化合物的性质及递变规律。
(2) 掌握 s 区元素的特征反应和鉴别方法。

二、实验原理

s 区元素包括 I A 族和 II A 族，它们的化学性质活泼，能直接或间接地与电负性较大的非金属元素反应；除 Be 外，都可与水反应； I A 元素的氢氧化物可溶于水，其溶解度从 Li 到 Cs 依次递增，而 II A 族元素的氢氧化物溶解度较低，其中 $Be(OH)_2$ 和 $Mg(OH)_2$ 为难溶氢氧化物；这两族的氢氧化物除 $Be(OH)_2$ 显两性，其余属中强碱或强碱； I A 族元素的绝大部分盐类易溶于水，某些盐具有特殊颜色，例如，高氯酸钾 $KClO_4$ 为白色，钴亚硝酸钠钾 $K_2Na[Co(NO_2)_4]$ 为亮黄色，醋酸铀酰锌钠 $NaZn(UO_3)_3(Ac)\cdot6H_2O$ 为黄绿色，这些物质的生成反应常用于定性鉴定； II A 族元素盐类的溶解度较 I A 族盐类低，有不少是难溶的，利用溶解度的差别可对 II A 族金属元素进行分离和鉴定。

此外，s 区元素的挥发性化合物在无色火焰中燃烧时，会呈现出一定的颜色，称为焰色反应。可用来鉴别化合物中某元素的存在。其特征颜色及对应波长见表 3-17-1。

表 3-17-1　金属离子特征颜色

元素	Li	Na	K	Rb	Cs	Ca	Sr	Ba
颜色	深红	黄	紫	红紫	蓝	橙红	深红	绿
波长/nm	670.8	589.2	766.5	780.0	455.5	714.9	687.8	553.5

s 区元素中的 K、Na、Mg 和 Ca 属于生物体中的宏量元素，具有重要的生理意义。例如 Na 和 K 可以调节体液的渗透压和酸碱平衡，参与神经信息的传递过程，Ca 是骨骼、牙

齿和细胞壁形成时的必要结构成分(如磷灰石等),而 Mg 在物质代谢及神经系统中起着不可替代的作用。这四种离子的常用鉴别反应如下:

(1) K^+ 在中性或者弱酸性介质中,K^+ 与 $Na_3[Co(NO_2)]_6$(亚硝酸钴钠)可生成黄色结晶型沉淀。

$$2K^+ + Na^+ + [Co(NO_2)_6]^{3-} ===\!\!= K_2Na[Co(NO_2)_6]\downarrow$$

NH_4^+ 与 $Na_3[Co(NO_2)]_6$ 反应生成橙色沉淀而干扰 K^+ 的鉴定,可加热使 NH_4^+ 的橙色沉淀分解。另外,溶液中的 Fe^{3+}、Cu^{3+}、Co^{2+}、Ni^{2+} 等有色离子也会形成干扰,需事先除去。

(2) Na^+ 在中性或者稀醋酸介质中,Na^+ 与 $Zn(Ac)_2 \cdot UO_2(Ac)_2$(醋酸铀酰锌)可生成淡黄色结晶型沉淀。如有其他金属离子干扰,可加 EDTA 配位掩蔽。

$$Na^+ + Zn^{2+} + 3\,UO_2^{2+} + 9\,Ac^- + 9\,H_2O === NaAc \cdot Zn(Ac)_2 \cdot 3UO_2(Ac)_2 \cdot 9H_2O\downarrow$$

(3) Mg^{2+} 在碱性介质中,Mg^{2+} 与镁试剂 I(对硝基苯偶氮间苯二酚)反应生成蓝色螯合物沉淀。有些能生成深色氢氧化物沉淀的金属离子对鉴定有干扰,可加 EDTA 配位掩蔽。

(4) Ca^{2+} 在弱酸性条件下,Ca^{2+} 和草酸铵 $(NH_4)_2C_2O_4$ 反应生成白色沉淀。

$$Ca^{2+} + C_2O_4^{2-} === CaC_2O_4\downarrow(白)$$

三、实验器材及试剂

1. 器材 试管,玻璃棒,小刀,镊子,pH 试纸,酒精灯,铁架台,石棉网,火柴,铂丝,蓝色钴玻璃。

2. 试剂 Li、Na、K、Mg 单质,$0.1mol \cdot L^{-1}$ $MgCl_2$,$0.1mol \cdot L^{-1}$ $CaCl_2$,$0.1mol \cdot L^{-1}$ $BaCl_2$,$0.1mol \cdot L^{-1}$ KCl,$1.0\,mol \cdot L^{-1}$ LiCl,$0.1mol \cdot L^{-1}$ NaCl,$1mol \cdot L^{-1}$ NH_4Cl,$2mol \cdot L^{-1}$ NaOH,$2mol \cdot L^{-1}$ 氨水,$2mol \cdot L^{-1}$ HAc,酚酞指示剂,浓盐酸,$0.1mol \cdot L^{-1}$ $Na_3[Co(NO_2)]_6$,$0.1mol \cdot L^{-1}$ $(NH_4)_2C_2O_4$,$0.1mol \cdot L^{-1}$ 醋酸铀酰锌,镁试剂 I[①]。

四、实验步骤

(一)Li、Na、K、Mg 与水的反应

从试剂瓶中取出一小块 Na,观察金属钠的颜色与状态。用小刀切割绿豆粒大小的 Na,放入盛有水的 50ml 烧杯中,观察现象。反应完毕后,在烧杯中加入 1 滴酚酞指示剂,观察并解释现象。

Li、K 和 Mg 进行与 Na 相同实验操作,比较四种金属与水反应的异同。

(二)Mg、Ca、Ba 氢氧化物的制备和性质

(1)分别取 $0.1\,mol \cdot L^{-1}$ 的 $MgCl_2$,$CaCl_2$ 和 $BaCl_2$ 溶液各 1 ml 于三支试管中,各加入等量的新配制的 $2\,mol \cdot L^{-1}$ NaOH,观察并比较试管中的沉淀量,分析 ⅡA 族金属氢氧化物溶解度递变顺序。

---

① 0.001g 对硝基苯偶氮间苯二酚溶于 100ml 1mol · L^{-1} NaOH 中,搅拌使其充分溶解即可。

(2)取 0.5ml 0.1mol·L^{-1} MgCl$_2$ 于试管中，逐滴加入 2mol·L^{-1} 氨水，观察所生成沉淀颜色，然后加入 1mol·L^{-1} NH$_4$Cl，直至沉淀溶解，解释现象，写出反应方程式。

（三）K$^+$、Na$^+$、Mg^{2+} 和 Ca^{2+} 离子的鉴定

1. K$^+$　取 3~4 滴 K$^+$ 试液于试管中，用 2mol·L^{-1} HAc 将溶液酸化至微酸性，再加入 2 滴 0.1mol·L^{-1} Na$_3$[Co(NO$_2$)$_6$] 溶液，沸水浴 2min。如有黄色沉淀，说明试液中有 K$^+$。

2. Na$^+$　取 2 滴 Na$^+$ 试液于试管中，用 2mol·L^{-1} HAc 将溶液酸化至微酸性，再加入 6~8 滴 0.1mol·L^{-1} Zn(Ac)$_2$·UO$_2$(Ac)$_2$，振荡，放置片刻。如有淡黄色晶状沉淀，说明试液中有 Na$^+$。

3. Mg^{2+}　取 2 滴 Mg^{2+} 试液于试管中，加入 2 滴镁试剂，再加入 1 滴 2mol·L^{-1} NaOH 溶液将溶液碱化，振荡。如有天蓝色沉淀，说明试液中有 Mg^{2+}。

4. Ca^{2+}　取 1 滴 Ca^{2+} 试液于试管中，用 2mol·L^{-1} HAc 将溶液酸化至 pH 为 4 左右，然后逐滴加入 0.1mol·L^{-1} (NH$_4$)$_2$C$_2$O$_4$。如果生成白色沉淀，说明试液中有 Ca^{2+}。

（四）焰色反应

(1)将铂丝蘸取少量浓盐酸在火焰上灼烧至无色，然后蘸取 NaCl 试液在火焰上灼烧，观察火焰颜色。

(2)按照上述实验步骤，分别对 Li、Na、K、Ca、Ba 的试液进行焰色反应，注意观察，比较火焰颜色的不同。检验钾离子时要透过蓝色钴玻璃观察。

五、注意事项

(1)鉴定 K$^+$ 和 Na$^+$ 时，溶液必须调为中性或者微酸性。

(2)鉴定 Na$^+$ 时，可用玻璃棒摩擦试管壁，促进晶体快速生成。

(3)焰色反应时，必须将铂丝在火焰上灼烧至无色。

六、思考题

(1)某中性溶液可与 Na$_3$[Co(NO$_2$)$_6$] 生成黄色结晶型沉淀，是否说明该溶液一定含有 K$^+$？

(2)Na$_2$SO$_4$ 溶液中含有少量 Na$_2$CO$_3$，该 Na$_2$CO$_3$ 杂质如何除去？

(3)现有 3 瓶试剂，分别为 LiCl、NaCl 和 KCl，但标签脱落。试用至少两种方法将它们鉴别出来。

实验十八　p 区元素的性质

一、目的要求

(1)熟悉 p 区元素的重要性质及递变规律。

(2)掌握 p 区常见离子的特征反应和鉴定方法。

二、实验原理

p 区元素包括周期表中ⅢA～ⅦA族和 0 族等六个族的 31 种元素，囊括了除氢以外的所有非金属元素、准金属元素和一部分金属元素。p 区元素的价电子层构型为 ns^2np^{1-6}，为满足稳定的稀有气体结构，既可以失去电子呈正氧化态，也可以得到电子呈负氧化态。其中ⅢA～ⅣA族元素以正氧化态为主，而ⅥA～ⅦA族以负氧化态为主。与其他区的元素相比，p 区元素电负性较大，价层轨道中电子数较多，可与相应的元素共用电子形成共价键，也可以通过失去电子或者得到电子形成离子键，或者提供孤对电子形成配位键等。因此，p 区元素广泛出现于共价型化合物、离子型化合物及配位化合物中。P 区元素多数属于生命必需元素，在医药领域中具有广泛的应用。

卤素属元素周期表中ⅦA 族元素，是典型的非金属元素。卤素原子具有获得一个电子成为离子的强烈倾向，所以卤素单质都具有氧化性，并按氟、氯、溴、碘顺序依次减弱。相应的，卤素离子的还原性按氯、溴、碘顺序依次增强。卤素单质都较难溶于水，溴与碘可溶于 CS_2 和 CCl_4 等有机溶剂，并产生特征颜色，溴在 CS_2 和 CCl_4 溶剂中随浓度增加溶液由黄到棕红色，碘则呈紫色。卤素单质的溶解度性质和在有机溶剂中的特征颜色，可用于卤素离子分离和鉴别。卤素单质在碱性介质中都可以发生歧化反应，歧化反应的产物与温度有关。在酸性介质中，卤素的各种含氧酸及其盐都有较强的氧化性；在碱性或中性介质中，其氧化性明显下降，如氯酸钾只有在酸性介质中才显强氧化性。在酸性介质或碱性介质中，次卤酸盐的氧化性按次氯酸盐、次溴酸盐、次碘酸盐顺序递减，卤酸盐在酸性介质中是强氧化剂，他们的氧化能力按溴酸盐、氯酸盐、碘酸盐的顺序递减。

氧和硫是第ⅥA 族元素，为电负性比较大的元素。氧的常见氧化数是-2。H_2O_2 分子中 O 的氧化数为-1，介于 0 与-2 之间，因此既有氧化性又有还原性。H_2O_2 不稳定，见光受热易分解，尤其当 I_2、MnO_2 以及重金属离子 Fe^{2+}、Mn^{2+}、Cu^{2+} 和 Cr^{3+} 等存在时都会加快 H_2O_2 的分解。S 的常见氧化数是-2，0，+4，+6。碱金属和氨的硫化物是易溶的，而其余大多硫化物难溶于水，并且有特征颜色。硫代硫酸盐遇酸形成极不稳定的酸，在室温下立即分解生成 SO_2 和 S。$S_2O_3^{2-}$中两个 S 原子的平均氧化数为+2，是中等强度的还原剂，可被 Cl_2、Br_2、I_2 等氧化，但其产物随氧化剂氧化性能的不同而不同。$S_2O_3^{2-}$有很强配合性，可与 Ag^+ 等金属离子形成配位化合物。

氮和磷是周期表中第ⅤA 族元素，也属于电负性比较大的元素。磷酸是非挥发性的中等强度的三元酸，它可以有三种形式盐：M_3PO_4、M_2HPO_4 和 MH_2PO_4（M 为一价金属离子）。碱金属的磷酸盐如 Na_3PO_4、Na_2HPO_4、NaH_2PO_4 溶于水后，由于水解程度不同，使溶液呈现不同的 pH。磷酸二氢盐易溶于水，而其余两种磷酸盐除了钠、钾、氨以外一般都难溶于水，但可以溶于盐酸。

三、实验器材及试剂

1. 器材　酒精灯，铁架台，火柴，离心机，带导管的试管。

2. 试剂　$0.1mol \cdot L^{-1}$ KI，$0.1mol \cdot L^{-1}$ KBr，$0.1mol \cdot L^{-1}$ Na_3PO_4，$0.1mol \cdot L^{-1}$ Na_2HPO_4，

$0.1mol \cdot L^{-1}$ NaH_2PO_4，$0.2mol \cdot L^{-1}$ $Na_2S_2O_3$，$0.1mol \cdot L^{-1}$ $FeCl_3$，$0.1mol \cdot L^{-1}$ $MnSO_4$，$0.1mol \cdot L^{-1}$ $ZnSO_4$，$0.1mol \cdot L^{-1}$ $CdSO_4$，$0.1mol \cdot L^{-1}$ $CuSO_4$，$0.1mol \cdot L^{-1}$ Na_2S，$0.01mol \cdot L^{-1}$ $KMnO_4$，$0.1mol \cdot L^{-1}$ $Hg(NO_3)_2$，$0.1mol \cdot L^{-1}$ $Pb(NO_3)_2$，$0.1mol \cdot L^{-1}$ $AgNO_3$，$0.1mol \cdot L^{-1}$ $CaCl_2$，$2mol \cdot L^{-1}$ $NH_3 \cdot H_2O$，$2mol \cdot L^{-1}$ HCl，$2mol \cdot L^{-1}$ H_2SO_4，3%H_2O_2，$0.1mol \cdot L^{-1}$ 硫代乙酰胺，饱和氯水，碘水，品红溶液，$NaClO$ 溶液，饱和 $KClO_3$ 溶液，浓硝酸，浓盐酸，王水，CCl_4，MnO_2 粉末，KI-淀粉试纸，pH 试纸。

四、实验步骤

(一)氯、溴、碘的氧化还原性质

在两支试管中分别加入 0.5ml 浓度均为 $0.1mol \cdot L^{-1}$ 的 KI 和 KBr 溶液，再加入 2 滴 $0.1mol \cdot L^{-1}$ $FeCl_3$ 溶液和 0.5ml CCl_4 溶液。充分振荡，观察两试管中 CCl_4 层的颜色有无变化，解释实验现象。若将 $FeCl_3$ 溶液换成饱和氯水溶液，重复实验，观察 CCl_4 层颜色变化，并解释现象。

(二)卤素含氧酸盐的性质

1. NaClO 的氧化性　取四支试管，依次编号，每支试管中加入 0.5ml $NaClO$ 溶液，向前三支试管中分别加入 5 滴品红、5 滴浓盐酸和 5 滴 $0.1mol \cdot L^{-1}$ $MnSO_4$ 溶液，向第四支试管中加入 5 滴 $0.1mol \cdot L^{-1}$ KI 和 2 滴 $2mol \cdot L^{-1}$ H_2SO_4，观察现象。(提示：第二支试管，用 KI-淀粉试纸检验反应产生气体)

2. KClO₃ 的氧化性　取三支试管，依次编号，每支试管中加入 0.5ml 饱和 $KClO_3$ 溶液，向第一支试管中加入 5 滴浓盐酸溶液，向第二支试管中加入 5 滴 $0.1 mol \cdot L^{-1}$ KI 溶液，向第三支试管中加入 5 滴 $0.1mol \cdot L^{-1}$ KI 和 2 滴 $2mol \cdot L^{-1}$ H_2SO_4，观察现象，并解释之。

(三)过氧化氢的性质

1. H₂O₂ 的不稳定性　向试管中加入 2ml 3%的 H_2O_2 溶液，水浴微热，观察现象，再向试管中加入少量的 MnO_2 粉末，将带火星的木条伸入试管中，观察 MnO_2 对 H_2O_2 分解速率的影响。

2. H₂O₂ 的氧化性　取两支试管，第一支试管中依次加入 5 滴 $0.1mol \cdot L^{-1}$ KI，3 滴 $2mol \cdot L^{-1}$ H_2SO_4，2 滴 3%的 H_2O_2；第二支试管中依次加入 10 滴 $0.1mol \cdot L^{-1}$ $Pb(NO_3)_2$，10 滴 $0.1mol \cdot L^{-1}$ 硫代乙酰胺，2 滴 3%的 H_2O_2。观察并比较两试管中的现象。

3. H₂O₂ 的还原性　向试管中加入 5 滴 $0.01mol \cdot L^{-1}$ $KMnO_4$，3 滴 $2mol \cdot L^{-1}$ H_2SO_4，2 滴 3%H_2O_2，观察现象。

(四)硫的化合物的性质

1. 硫化物的溶解性　三支试管各加入 5 滴 $0.1mol \cdot L^{-1}$ $ZnSO_4$，$0.1mol \cdot L^{-1}$ $CdSO_4$，$0.1mol \cdot L^{-1}$ $Hg(NO_3)_2$ 和 $0.1mol \cdot L^{-1}$ $CuSO_4$ 溶液，再向每支试管中加入 5 滴 $0.1mol \cdot L^{-1}$

Na₂S 溶液，振荡并观察现象。将沉淀离心分离并洗涤，分别检验沉淀在 $2mol \cdot L^{-1}$ HCl、浓 HCl、浓 HNO₃ 及王水（浓 HNO₃:浓 HCl = 1 : 3 体积比）中的溶解情况。

2. 硫代硫酸盐的性质 取四支试管，各加入 $0.5ml 0.1mol \cdot L^{-1}$ Na₂S₂O₃ 溶液，向前两支试管中分别加入 0.5ml 氯水和 0.5ml 碘水，向第三支试管中加入 $0.5ml 0.1mol \cdot L^{-1}$ AgNO₃ 溶液和 1 滴 $2mol \cdot L^{-1}$ HCl，观察现象。向第四支试管中加入 5 滴 $2mol \cdot L^{-1}$ H₂SO₄，观察是否有气体生成，并检验气体的酸碱性。

（五）磷酸盐性质

取三支试管，分别加入 3 滴 $0.1mol \cdot L^{-1}$ 的 Na₃PO₄、Na₂HPO₄、NaH₂PO₄ 溶液，用 pH 试纸检验溶液的酸碱性，再各加 3 滴 $0.1mol \cdot L^{-1}$ CaCl₂ 溶液，观察有无沉淀生成，pH 有无变化。将上述平行试验各分为两等份，其中一份中加入 2 滴 $2mol \cdot L^{-1}$ NH₃·H₂O，另一份中分别加入 $2mol \cdot L^{-1}$ HCl 溶液，观察有无变化，并用方程式解释之。

五、注意事项

(1) 试管等仪器必须洁净。
(2) 在制备和使用有毒气体时，应在通风橱中进行。

六、思考题

(1) 在酸性介质中 H₂S 与 KMnO₄ 反应，有时出现乳白色浑浊，有时为无色透明溶液，在同样条件下，H₂S 与 FeCl₃ 反应只出现乳白色浑浊。请解释实验现象并讨论氧化剂种类、用量、浓度及溶液酸度对氧化程度影响。
(2) 如何回收含 I₂、Br₂ 的 CCl₄ 溶剂？试列出实验方案。

实验十九　d 区与 ds 区元素的性质

一、目的要求

(1) 熟悉 d 区与 ds 区元素的主要化学性质。
(2) 掌握 d 区与 ds 区元素常用的分离及鉴定反应。

二、实验原理

d 区元素是指周期表ⅢB～Ⅷ族的元素，价电子层构型为 $(n-1)d^{1-9}ns^{1-2}$。d 区元素原子结构的共同特点是次外层 d 轨道未充满。ds 区元素包括周期表中的 ⅠB 族和 ⅡB 族，价电子层构型为 $(n-1)d^{10}ns^{1-2}$。由于它们的 d 亚层刚好排满 10 个电子，而最外层构型又和 s 区相同，故称为 ds 区。由其价电子层结构可知，这些元素价电子数目多，可变氧化态多，元素的性质随 d 电子数目的变化而变化，从而形成了丰富的 d 电子化学特征。其主要特征有如下三点：①氧化数多。通常，氧化态从+2 开始，逐一增至与族数相同的数值（Ⅷ族元素除外）。当元素的 $(n\text{-}1)\text{d}$ 电子的数目达到 5 个以上时，能级半充满，稳定性增强，d 电子参与成键的倾向减小，可变氧化态的数目减少。②配位化合物多。所有的 d 区和 ds 区元素都能作为中心离子形成稳定的配合物。③颜色多。其化合物的颜色通常是 d 电子发生 d-d 跃迁形成的。物质所具有的颜色及化学反应中的颜色变化在物质鉴定中具有重要的意义。

三、实验器材及试剂

1. 器材　试管，酒精灯，铁架台，离心机，量筒，滴管。

2. 试剂　$0.1\text{mol} \cdot \text{L}^{-1}$ $CrCl_3$，$0.1\text{mol} \cdot \text{L}^{-1}$ $MnSO_4$，$0.1\text{mol} \cdot \text{L}^{-1}$ $FeCl_3$，$0.1\text{mol} \cdot \text{L}^{-1}$ $CoCl_2$，$0.1\text{mol} \cdot \text{L}^{-1}$ $NiSO_4$，$0.1\text{mol} \cdot \text{L}^{-1}$ $CuSO_4$，$0.1\text{mol} \cdot \text{L}^{-1}$ $AgNO_3$，$1\text{mol} \cdot \text{L}^{-1}$ NH_4Cl，$0.1\text{mol} \cdot \text{L}^{-1}$ $K_2Cr_2O_7$，$0.1 \text{ mol} \cdot \text{L}^{-1}$ Na_2SO_3，$0.1\text{mol} \cdot \text{L}^{-1}$ KI，$2\text{mol} \cdot \text{L}^{-1}$ $NaOH$，$2.0\text{mol} \cdot \text{L}^{-1}$ HCl，$2.0\text{mol} \cdot \text{L}^{-1}$ HNO_3，$2\text{mol} \cdot \text{L}^{-1}$ H_2SO_4，$2 \text{ mol} \cdot \text{L}^{-1}$ $NH_3 \cdot H_2O$，$0.1\text{mol} \cdot \text{L}^{-1}$ $K_4[Fe(CN)_6]$，$0.1\text{mol} \cdot \text{L}^{-1}$ 丁二酮肟，$0.1 \text{ mol} \cdot \text{L}^{-1}$ NaF，$3\%H_2O_2$，10%的葡萄糖溶液，$NaBiO_3$ 固体，乙醚，丙酮，$KSCN$ 晶体。

四、实验步骤

(一)氧化还原性质

(1)取 3 滴 $0.1\text{mol} \cdot \text{L}^{-1}$ $CrCl_3$ 溶液于试管中，逐滴加入 $2 \text{ mol} \cdot \text{L}^{-1}$ $NaOH$ 溶液，观察沉淀颜色，继续滴加 $NaOH$ 至沉淀溶解，再加入 6 滴 $3\%H_2O_2$ 溶液，加热，观察溶液颜色的变化，写出有关反应方程式。

(2)取 5 滴 $0.1\text{mol} \cdot \text{L}^{-1}$ $MnSO_4$ 溶液于试管中，加入少量 $NaBiO_3$ 固体，然后逐滴加入 $6\text{mol} \cdot \text{L}^{-1}$ HNO_3，观察溶液颜色的变化，写出反应方程式。

(3)取 5 滴 $0.1\text{mol} \cdot \text{L}^{-1}$ $K_2Cr_2O_7$ 溶液于试管中，滴加 1 滴 $2\text{mol} \cdot \text{L}^{-1}$ H_2SO_4 溶液，再加入 3 滴 $0.1\text{mol} \cdot \text{L}^{-1}$ Na_2SO_3 溶液，观察溶液颜色变化，写出反应方程式。

(4)取 5 滴 $0.1\text{mol} \cdot \text{L}^{-1}$ $FeCl_3$ 于试管中，逐滴加入 $0.1\text{mol} \cdot \text{L}^{-1}$ KI，观察现象并写出反应方程式。

(二)配位性质

(1)取 5 滴 $0.1\text{mol} \cdot \text{L}^{-1}$ $CoCl_2$ 溶液于试管中，滴加 1 滴 $1\text{mol} \cdot \text{L}^{-1}$ NH_4Cl 和过量 $2\text{mol} \cdot \text{L}^{-1}$ $NH_3 \cdot H_2O$，观察溶液颜色的变化，写出有关反应方程式。

(2)取 5 滴 $0.1\text{mol} \cdot \text{L}^{-1}$ $NiSO_4$ 溶液于试管中，滴加 1 滴 $1\text{mol} \cdot \text{L}^{-1}$ NH_4Cl 和过量 $2\text{mol} \cdot \text{L}^{-1}$ $NH_3 \cdot H_2O$，观察溶液颜色，写出有关反应方程式。

(3)取 5 滴 $0.1\text{mol} \cdot \text{L}^{-1}$ $CuSO_4$ 溶液于试管中，逐滴加入 $2\text{mol} \cdot \text{L}^{-1}$ $NH_3 \cdot H_2O$ 10 滴，边

加边振荡，观察现象。将沉淀离心分离，向所得沉淀中继续逐滴加入 $2mol \cdot L^{-1} NH_3 \cdot H_2O$，观察现象。待沉淀完全溶解之后，将溶液平均分成两份，一份中加入 10 滴 $2.0mol \cdot L^{-1} HCl$，另一份中加入 10 滴 $2.0mol \cdot L^{-1} NaOH$，观察现象，写出有关反应方程式。

（4）在洁净的试管中加入 5 滴 $0.1mol \cdot L^{-1} AgNO_3$，然后逐滴加入 $2mol \cdot L^{-1} NH_3 \cdot H_2O$，至形成的沉淀刚好溶解为止。然后加入数滴 10%的葡萄糖溶液，摇匀后静置于 $60 \sim 80℃$ 水浴中，观察银镜的形成。

（三）两性

取 5 滴 $0.1mol \cdot L^{-1} CuSO_4$ 溶液于试管中，加入 5 滴 $2mol \cdot L^{-1} NH_3 \cdot H_2O$，将所得絮状沉淀平均分成两份，一份中逐滴加入 $2.0mol \cdot L^{-1} HCl$，另一份中逐滴加入 $2mol \cdot L^{-1} NaOH$，观察现象，写出有关反应方程式。

（四）鉴定反应

1. Cr^{3+} 取 2 滴 $0.1mol \cdot L^{-1} CrCl_3$ 试液于试管中，逐滴加入 $2.0mol \cdot L^{-1} NaOH$ 溶液至生成的沉淀刚好溶解后，再多加 2 滴。然后加入 2 滴 $3\% H_2O_2$ 溶液，微热，溶液呈黄色。冷却后再加 5 滴 $3\% H_2O_2$ 溶液，1ml 乙醚，最后慢慢滴加 $2.0mol \cdot L^{-1} HNO_3$ 溶液。如乙醚层显蓝色，说明试液中有 Cr^{3+}。

2. Mn^{2+} 取 2 滴 $0.1mol \cdot L^{-1} MnSO_4$ 试液于试管中，加 $2mol \cdot L^{-1} HNO_3$ 溶液酸化，加少量 $NaBiO_3$ 固体，振摇，静置片刻。如溶液呈紫红色，说明试液中有 Mn^{2+}。

3. Fe^{3+} 取 2 滴 $0.1mol \cdot L^{-1} FeCl_3$ 试液于试管中，加 1 滴 $2.0mol \cdot L^{-1} HCl$ 溶液酸化，加 1 滴 $0.1mol \cdot L^{-1} K_4[Fe(CN)_6]$溶液。如立即出现蓝色沉淀，说明试液中有 Fe^{3+}。

4. Co^{2+} 取 5 滴 $0.1mol \cdot L^{-1} CoCl_2$ 试液于试管中，加数滴丙酮，再加少量 KSCN 晶体，充分振荡。如溶液呈鲜艳的蓝色，说明试液中有 Co^{2+}。

5. Ni^{2+} 取 5 滴 $0.1mol \cdot L^{-1} NiSO_4$ 试液于试管中，加 5 滴 $2.0mol \cdot L^{-1}$ 氨水碱化，再加 $0.1mol \cdot L^{-1}$ 丁二酮肟溶液。如出现鲜红色沉淀，说明试液中有 Ni^{2+}。

6. Cu^{2+} 取 2 滴 $0.1mol \cdot L^{-1} CuSO_4$ 试液于试管中，加 2 滴 $0.1mol \cdot L^{-1} NaF$ 溶液，2 滴 $0.1mol \cdot L^{-1} K_4[Fe(CN)_6]$溶液。若生成红棕色沉淀，说明试液中有 Cu^{2+}。

五、注意事项

（1）本实验中涉及的化合物的种类和颜色较多，需仔细观察。

（2）制作银镜时，试管必须干净，氨水不能过量，银氨溶液必须现配现用，必须在水浴中加热，加热时不能摇动试管，整个反应必须在微碱性溶液中进行。

（3）鉴定 Cr^{3+} 时，每滴加 1 滴 HNO_3 溶液，都必须充分振摇。

六、思考题

（1）鉴定 Ni^{2+} 离子时，为何用 $NH_3 \cdot H_2O$ 调节 pH？强酸或强碱溶液对检验 Ni^{2+} 有何影响？

（2）合金钢中一般含有 Fe，Cr 或 Ni，Mn 等金属元素。设计分离方案，定性鉴定合金钢中含有何种元素。

实验二十　趣味化学实验

一、目的要求

(1)进一步掌握元素及化合物的性质。

(2)激发学习兴趣，培养科学探究能力。

二、实验原理

(1)钴盐的水合物受热时逐渐失去结晶水而表现出不同的颜色。例如，六水氯化钴呈粉红色，二水氯化钴呈紫红色，一水氯化钴呈蓝紫色，无水氯化钴呈蓝色。根据钴盐的不同颜色可以判断温度的高低。

(2)大多数硅酸盐不溶于水。将金属盐的晶体投入硅酸钠溶液中，金属盐与硅酸钠反应生成不同颜色的金属硅酸盐胶体，在金属盐晶体与溶液的界面上形成半透膜，溶液不断渗入膜内与金属盐的晶体接触，逐渐形成芽状或树枝状的胶状金属硅酸盐，从而呈现水中花园的景观。相关反应为

$$CuSO_4 + Na_2SiO_3 \Longrightarrow CuSiO_3\downarrow + Na_2SO_4$$
$$MnSO_4 + Na_2SiO_3 \Longrightarrow MnSiO_3\downarrow + Na_2SO_4$$
$$CoCl_2 + Na_2SiO_3 \Longrightarrow CoSiO_3\downarrow + 2NaCl$$

(3)浓度较大的 $FeCl_3$ 溶液呈棕黄色，向其中加入 $KSCN$，溶液变为血红色；加入 $K_4[Fe(CN)_6]$，溶液变为蓝色；加入 $K_3[Fe(CN)_6]$，溶液变为绿色；加入苯酚，溶液显紫色。相关反应方程式为：

$$Fe^{3+} + SCN^- \Longrightarrow Fe(SCN)^{2+}(血红色)$$
$$4Fe^{3+} + 3[Fe(CN)_6]^{4-} \Longrightarrow Fe_4[Fe(CN)_6]_3\downarrow(蓝色)$$
$$Fe^{3+} + [Fe(CN)_6]^{3-} \Longrightarrow Fe[Fe(CN)_6]\downarrow(绿色)$$

$$Fe^{3+} + 6\ \bigcirc\!\!-O^- \Longrightarrow [Fe(\bigcirc\!\!-O^-)_6]^{3-}(紫色)$$

利用铁盐的不同颜色可以进行定性鉴定。

(4)乙酸渗入蛋壳后接触蛋白，蛋白在弱酸性条件下发生水解，生成多肽等物质，多肽中的肽键遇 Cu^{2+} 发生配位反应，呈现蓝或者紫的特征颜色。

(5)浓硫酸与高锰酸钾反应，生成氧化性很强的七氧化二锰，七氧化二锰和易燃性有机物如乙醇等剧烈反应放出大量热，可将有机物点燃。

$$H_2SO_4(浓) + 2KMnO_4 \Longrightarrow K_2SO_4 + Mn_2O_7 + H_2O$$
$$2Mn_2O_7 + C_2H_5OH \Longrightarrow 4MnO_2 + 2CO_2 + 3H_2O$$

(6)过氧化钠能与二氧化碳反应，产生氧气并放出大量的热，可使棉花着火燃烧。

$$2Na_2O_2 + 2CO_2 \Longleftrightarrow 2Na_2CO_3 + O_2$$

三、实验器材及试剂

1. 器材　白纸，毛笔，喷雾器，蒸发皿，酒精灯，鸡蛋，镊子，细长玻璃管，脱脂棉。

2. 试剂　$0.1mol \cdot L^{-1}$ $FeCl_3$，$0.1mol \cdot L^{-1}$ $CuSO_4$，$0.1mol \cdot L^{-1}$ KSCN，$0.1mol \cdot L^{-1}$ $K_4[Fe(CN)_6]$，$0.1mol \cdot L^{-1}$ $K_3[Fe(CN)_6]$，$0.1mol \cdot L^{-1}$ Hac，饱和 Na_2SiO_3 溶液，饱和苯酚溶液，95%乙醇，浓 H_2SO_4，$KMnO_4(s)$，$CoCl_2 \cdot 6H_2O(s)$，$ZnCl_2(s)$，$FeSO_4(s)$，$FeCl_3(s)$，$CuSO_4(s)$，$NiSO_4(s)$，$MnSO_4(s)$，$Na_2O_2(s)$。

四、实验步骤

(一)制作彩色温度计

试管中加入 3ml 95%乙醇溶液和少量 $CoCl_2 \cdot 6H_2O$ 晶体，振荡溶解，小火加热，观察溶液颜色变化，说明原因。

(二)水中花园

250ml 烧杯中加入澄清的饱和 Na_2SiO_3 溶液，至溶液深度 10cm 左右，用镊子夹取黄豆粒大小的晶体 $CoCl_2 \cdot 6H_2O$、$ZnCl_2$、$FeSO_4$、$CuSO_4$、$FeCl_3(s)$、$NiSO_4$、$MnSO_4$ 等，投入 Na_2SiO_3 溶液中的不同位置，观察晶体表面的变化，说明原因。

(三)喷雾作画

取一张白纸，用毛笔分别蘸取 $0.1mol \cdot L^{-1}$ KSCN 溶液、$0.1mol \cdot L^{-1}$ $K_4[Fe(CN)_6]$ 溶液、$0.1mol \cdot L^{-1}$ $K_3[Fe(CN)_6]$ 溶液、饱和苯酚溶液在白纸上绘画，晾干后，用喷雾器在绘画处喷洒 $0.1mol \cdot L^{-1}$ $FeCl_3$ 溶液，观察白纸的变色情况，并加以解释。

(四)蛋白留痕

取一只鸡蛋，洗去表面的油污，擦干。用毛笔蘸取 $0.1mol \cdot L^{-1}$ 乙酸，在蛋壳上写字。待醋酸蒸发后，将鸡蛋放入 $0.1mol \cdot L^{-1}$ $CuSO_4$ 溶液中煮熟，冷却后剥去蛋壳，观察蛋皮与蛋白的变化，并加以解释。

(五)魔棒点灯

取少量 $KMnO_4$ 晶体置于表面皿中，滴加 3 滴浓 H_2SO_4，用玻璃棒蘸取混合物并与酒精灯的灯芯接触，观察现象，解释原因。

(六)吹气生火

把少量 Na_2O_2 粉末平铺在一薄层脱脂棉上，用玻璃棒轻轻压拨，使 Na_2O_2 进入脱脂棉中，用镊子将带有 Na_2O_2 的脱脂棉轻轻卷好，放入蒸发皿中，用细长玻璃管向脱脂棉缓缓吹气，观察现象，解释原因。

五、注意事项

(1) 硅酸钠溶液中加入金属晶体后，溶液不能搅拌，否则难以观察到花园景象。
(2) 魔棒点灯和吹气生火要注意安全。

六、思考题

(1) 你熟悉的魔术中还有哪些是利用化学反应进行的？
(2) 实验中的现象涉及物质的哪些物理或化学性质？

第四部分　无机物的制备

无机物的制备又称为无机合成。无机物的制备不仅仅局限于烧杯反应，现代制备方法还包括高温合成、低温合成、高压合成、水热合成、无水无氧合成、电化学合成、等离子体合成等等。本部分介绍几种常用的无机药物制备方法，使学生了解无机物制备的基本原理、条件控制和分离提纯方法，掌握无机药物制备的基本实验技能。

实验二十一　药用氯化钠的制备

一、目的要求

(1) 掌握药用氯化钠的制备原理与方法。
(2) 掌握称量、溶解、过滤、蒸发等基本操作。

二、实验器材及试剂

1. 器材　研钵，蒸发皿，普通漏斗，滤纸坩埚钳，酒精灯，火柴，试管，台秤，药匙。
2. 试剂　$1mol \cdot L^{-1} Na_2CO_3$，$1mol \cdot L^{-1}(NH_4)_2C_2O_2$，$2mol \cdot L^{-1}NaOH$，$2mol \cdot L^{-1}HCl$，$1 mol \cdot L^{-1} BaCl_2$，$2mol \cdot L^{-1}HAc$，镁试剂 I，蒸馏水，pH 试纸。

三、实验原理

药用氯化钠是以粗食盐为原料提纯而得。粗食盐中含有泥沙等不溶性杂质和 Ca^{2+}、Mg^{2+}、SO_4^{2-}等可溶性杂质。不溶性杂质可用溶解、过滤的方法除去，可溶性杂质可用适当的试剂使其生成难溶性化合物，再通过过滤除去。

首先，在粗食盐的溶液中加入稍过量的 $BaCl_2$ 溶液，将 SO_4^{2-}转化为难溶的 $BaSO_4$ 沉淀。

$$Ba^{2+} + SO_4^{2-} === BaSO_4\downarrow$$

过滤除去 $BaSO_4$ 沉淀，并向滤液中依次加入 NaOH 溶液和 Na_2CO_3溶液除去 Ca^{2+}、Mg^{2+}和过量的 Ba^{2+}离子。

$$2Mg^{2+} + 2OH^- + CO_3^{2-} === Mg_2(OH)_2CO_3\downarrow$$
$$Ca^{2+} + CO_3^{2-} === CaCO_3\downarrow$$
$$Ba^{2+} + CO_3^{2-} === BaCO_3\downarrow$$

过量的 NaOH 和 Na_2CO_3 可用盐酸中和。

$$NaOH + HCl === NaCl + H_2O$$
$$Na_2CO_3 + 2HCl === 2NaCl + H_2O + CO_2\uparrow$$

四、实验步骤

(一)粗食盐的精制

1. 称量与溶解　称取研细的粗食盐 2g，转入 100ml 烧杯中，加入 20ml 蒸馏水，加热搅拌，使粗食盐溶解，不溶物沉于烧杯底部。

2. 除去 SO_4^{2-}　将粗盐溶液加热至沸，逐滴加入 $1mol \cdot L^{-1}BaCl_2$ 溶液 2ml，继续加热 5min，静置沉降。于上清液中补加一滴 $BaCl_2$ 溶液，若无浑浊现象出现，表明 SO_4^{2-} 已沉淀完全。过滤，弃去沉淀。

3. 除去 Ca^{2+}、Mg^{2+} 和过量的 Ba^{2+}　向滤液中加入 $2mol \cdot L^{-1}NaOH$ 和 $1mol \cdot L^{-1}Na_2CO_3$ 溶液，加热至沸，静置、过滤，弃去沉淀。

4. 除去剩余的 OH^- 和 CO_3^{2-}　在滤液中加入 $2mol \cdot L^{-1}HCl$ 溶液至溶液呈微酸性(pH=4～6)。

5. 蒸发结晶　将溶液转移到蒸发皿中，小火加热干燥，冷却称量，计算产率。

(二)纯度检验

取粗食盐和精制的食盐各 0.5g，分别加 5ml 水溶解，过滤后分别进行下列检验。

1. SO_4^{2-} 的检验　取上述滤液各 1ml，分别置于两支试管中，各滴入 2 滴 $BaCl_2$ 溶液，检查有无沉淀生成。若有沉淀生成，再加入 $1mol \cdot L^{-1}HCl$ 使溶液呈酸性，沉淀若不溶解，表明有 SO_4^{2-} 存在。对照观察，记录结果。

2. Ca^{2+} 的检验　取上述滤液各 1ml，分别置于两支试管中，并分别滴入 $2 mol \cdot L^{-1}HAc$ 使溶液呈酸性，再分别加入 2 滴 $1mol \cdot L^{-1}(NH_4)_2C_2O_2$ 溶液[①]，观察是否有白色沉淀 CaC_2O_2 生成，记录结果。

3. Mg^{2+} 的检验　取上述滤液各 1ml，分别置于两支试管中，滴入 $2mol \cdot L^{-1}NaOH$ 使溶液呈碱性，再分别加入 2 滴镁试剂[②]，观察有无天蓝色沉淀生成，记录结果。

五、注意事项

(1)蒸发浓缩 NaCl 产品溶液至黏稠状即可，不用蒸干。
(2)产品炒干时要用小火，以免热的食盐迸溅伤人。

六、思考题

(1)如果产率过高，可能什么原因？

---

①用 $(NH_4)_2C_2O_2$ 溶液检验 Ca^{2+} 时，Mg^{2+} 对此有干扰，也产生 MgC_2O_2 沉淀，但 MgC_2O_2 溶于 HAc 溶液，而 CaC_2O_2 不溶于 HAc 溶液，加入 HAc 溶液可排除 Mg^{2+} 的干扰。
②对硝基偶氮间苯二酚俗称镁试剂 I，它在酸性溶液中显黄色，在碱性溶液中显紫色，被 $Mg(OH)_2$ 吸附后呈天蓝色。它的配制方法：称取 0.01g 镁试剂 I 溶于 1L $2mol \cdot L^{-1}NaOH$ 溶液中，摇匀即可。

(2)除去 Ca^{2+}、Mg^2、SO_4^{2-}离子时，为何先加入 $BaCl_2$ 溶液，再加入 NaOH 和 Na_2CO_3 溶液？

实验二十二　葡萄糖酸锌的制备

一、目的要求

(1)熟悉葡萄糖酸锌的制备原理与方法。
(2)掌握热过滤和减压抽滤的操作技术。

二、实验原理

人体缺锌会造成生长停滞、自发性味觉减退或创伤愈合不良等。以往常用硫酸锌作补锌剂，但它对人体肠胃有一定的刺激作用，而且吸收率也比较低。葡萄糖酸锌则有吸收率高、副作用少、使用方便等特点，是 20 世纪 80 年代中期发展起来的一种新型补锌剂，特别是适合作儿童食品、糖果的添加剂。葡萄糖酸锌为白色或接近白色的结晶性粉末，易溶于沸水，不溶于无水乙醇、氯仿和乙醚。《中华人民共和国药典》(2010 版)规定葡萄糖酸锌含量应在 97.0%～102.0%。

葡萄糖酸锌有多种制备方法，本实验以葡萄糖酸钙和硫酸锌为原料通过置换反应获得。其反应为：

$$Ca(C_6H_{11}O_7)_2+ZnSO_4 \Longrightarrow Zn(C_6H_{11}O_7)_2+CaSO_4\downarrow$$

过滤除去 $CaSO_4$ 沉淀，溶液经浓缩可得无色或白色葡萄糖酸锌结晶。用 EDTA 配位滴定法测定所得产品葡萄糖酸锌的含量。滴定反应及终点前后溶液颜色变化如下：

终点前：Zn + EBT(蓝色) $\Longrightarrow$ Zn–EBT(紫红色)
终点时：Zn-EBT(紫红色) + EDTA $\Longrightarrow$ Zn–EDTA(无色) + EBT(蓝色)

三、实验器材及试剂

1. 器材　台秤，角匙，蒸发皿，布氏漏斗，抽滤瓶，圆形滤纸，真空泵，玻璃棒，25ml 量筒，250ml 烧杯，温度计(150℃)。

2. 试剂　95%乙醇溶液，NH_3-NH_4Cl 缓冲溶液(pH=10.0)，铬黑 T，0.01mol·L^{-1}EDTA，葡萄糖酸钙，$ZnSO_4 \cdot 7H_2O$。

四、实验步骤

(一)葡萄糖酸锌的制备

称取葡萄糖酸钙 4.5g，放入 100ml 烧杯中，加入 20ml 蒸馏水，搅拌溶解。另称取

$ZnSO_4 \cdot 7H_2O3.0g$，加 15ml 蒸馏水溶解。在不断搅拌下，将葡萄糖酸钙溶液逐滴加入到 $ZnSO_4$ 溶液中，加完后在 90℃水浴中保温约 20min，抽滤除去 $CaSO_4$ 沉淀。如果溶液有颜色，可在滤液中加入少量活性炭，加热近沸，趁热抽滤除去。

滤液冷却至室温，加 30ml 95%乙醇溶液，并不断搅拌，待大量胶状葡萄糖酸锌析出后，用倾析法除去乙醇液，得葡萄糖酸锌粗品。

(二)葡萄糖酸锌的纯化

粗品用适量水溶解，90℃水浴加热溶解，趁热抽滤或直接倾倒。滤液冷至室温，加 30ml 95%乙醇，充分搅拌，静置，待结晶析出后抽滤至干，于 50℃烘干。称量，计算产率。

(三)葡萄糖酸锌含量的测定

准确称取新制得的葡萄糖酸锌约 0.2g，置于锥形瓶中，加水 100ml，微热使之溶解，加 5ml NH_3-NH_4Cl 缓冲溶液(pH=10.0)，2 滴铬黑 T 指示剂，用 $0.01mol \cdot L^{-1}$ EDTA 标准溶液滴定至溶液自紫红色转变为纯蓝色，平行测定三次，计算葡萄糖酸锌的含量。

五、注意事项

(1)滤液加热浓缩时，不宜过稠，以免葡萄糖酸锌损失过多。

(2)胶状沉淀出现后，需要补加乙醇并加热，再连续搅拌至晶体出现，否则胶状物很难搅动。

六、思考题

(1)在沉淀与结晶葡萄糖酸锌时，加入 95%乙醇溶液的作用是什么？

(2)在葡萄糖酸锌的制备中，为什么必须在热水浴中进行？

(3)国家药典规定(2010 版)，药用葡萄糖酸锌含量为 97.0%~102%，如果测得含量结果不符合规定，可能的原因是什么？

实验二十三　枸橼酸铁铵的制备

一、目的要求

(1)掌握枸橼酸铁铵的制备流程和原理。

(2)练习减压抽滤和蒸发、浓缩的操作技能。

二、实验原理

柠檬酸铁铵又名枸橼酸铁铵，分子式为$(NH_4)_3Fe(C_6H_5O_7)_2$，是枸橼酸铁和枸橼酸铵的复盐。由于合成的条件与组成不同，外观为棕色或绿色鳞片状的晶体或粉末。随着含铁量的增大，产品颜色逐渐由绿变棕直到棕黑色。棕色品多用于补血药，以治疗缺铁性贫血，也可作为食品添加剂。我国药典要求柠檬酸铁铵含铁量应为 20.5%～22.5%，由于枸橼酸铁铵是一种含铁量较高、性能稳定、水溶性又较好的高价铁盐，故具有较广阔的开发前景。

以硫酸亚铁（$FeSO_4 \cdot 7H_2O$）为原料，用氯酸盐（$NaClO_3$）作氧化剂，在酸性条件下，将二价铁氧化为三价铁，加碱中和，制得 $Fe(OH)_3$，$Fe(OH)_3$ 与枸橼酸（$C_6H_8O_7 \cdot H_2O$）反应制得枸橼酸铁，枸橼酸铁再与氨水反应得到枸橼酸铁铵。反应原理如下：

$$6FeSO_4 + NaClO_3 + 3H_2SO_4 =\!=\!= 3Fe_2(SO_4)_3 + NaCl + 3H_2O$$

$$Fe_2(SO_4)_3 + 6NaOH =\!=\!= 2Fe(OH)_3\downarrow + 3Na_2SO_4$$

$$Fe(OH)_3 + C_6H_8O_7 =\!=\!= Fe(C_6H_5O_7) + 3H_2O$$

$$C_6H_8O_7 + 3NH_3 \cdot H_2O =\!=\!= (NH_4)_3C_6H_5O_7 + 3H_2O$$

$$Fe(C_6H_5O_7) + (NH_4)_3C_6H_5O_7 =\!=\!= (NH_4)_3Fe(C_6H_5O_7)_2$$

三、实验器材及试剂

1. 器材 50ml 三口烧瓶，加热磁力搅拌器，减压抽滤装置，温度计，台秤，烧杯，容量瓶，锥形瓶，水浴锅，蒸发皿，坩埚钳，电热套，pH 试纸。

2. 试剂 $2mol \cdot L^{-1}H_2SO_4$，$2mol \cdot L^{-1}NaOH$，$2mol \cdot L^{-1}HCl$，$2mol \cdot L^{-1}NH_3 \cdot H_2O$，$0.1mol \cdot L^{-1}BaCl_2$，$0.1mol \cdot L^{-1}K_3[Fe(CN)_6]$，$0.1mol \cdot L^{-1}AgNO_3$，$FeSO_4 \cdot 7H_2O$（AR），$C_6H_8O_7 \cdot H_2O$（AR），$NaClO_3$（AR）。

四、实验步骤

（一）氢氧化铁的制备

在装有搅拌器的三口烧瓶中加入 16.7g $FeSO_4 \cdot 7H_2O$ 和 40ml 蒸馏水。在搅拌下缓慢加入 3ml $2mol \cdot L^{-1}H_2SO_4$，再加入 1g 固体 $NaClO_3$，水浴加热，温度升至 80℃，再加入 1g $NaClO_3$，搅拌，反应 0.5h，此时晶体逐渐溶解，溶液渐变为棕红色。

为检验反应是否充分，可取少量反应液于点滴板上，加入 $0.1mol \cdot L^{-1}K_3[Fe(CN)_6]$，无明显蓝色出现说明反应完全。否则应适当补加氯酸钠并重新加热至反应完全为止。

向溶液中加入 $2mol \cdot L^{-1}$ 氢氧化钠，使溶液呈弱碱性（pH=7～8），温度控制在 80～90℃，不断搅拌，直到沉淀完全，停止加热，减压抽滤，得到氢氧化铁沉淀。用蒸馏水洗涤所得沉淀 3～5 次，至滤液不再析出 SO_4^{2-} 和 Cl^-。检验方法是，取少量滤液分别滴加酸化的 $BaCl_2$ 溶液和 $AgNO_3$ 溶液，若浑浊，继续重复上述操作，直至无白色沉淀产生为止。

制得的 $Fe(OH)_3$ 应是具有适当疏松程度的深棕色沉淀，过分紧密或色泽鲜艳的固体均不易溶于柠檬酸溶液。沉淀不可久存，应立即进行下一步反应。

（二）柠檬酸铁铵的制备

取枸橼酸 12.6g，在 250ml 烧杯中，用适量蒸馏水溶解，再加入新制得的 $Fe(OH)_3$，加热至95℃以上,搅拌,保温反应1h,冷却到50℃以下,再在搅拌下加入2mol·L^{-1}氨水40ml,静置澄清,抽滤,滤液浓缩成膏状,于80℃以下干燥得产品枸橼酸铁铵,计算产率。

五、注意事项

(1)铁与枸橼酸的反应速率较小,需要控制温度在95℃以上。

(2)产品的含铁量与硫酸亚铁、枸橼酸的投料比有关,在硫酸亚铁一定时,随枸橼酸加入量的增多,产品含铁量减少,颜色由红色、棕色再至绿色。

六、思考题

(1)在制备氢氧化铁时,为何要加入氢氧化钠使溶液成弱碱性?

(2)为何制得的枸橼酸铁铵的含铁量和加入的枸橼酸的多少有关?

实验二十四　硫代硫酸钠的制备

一、目的要求

(1)了解制备硫代硫酸钠的原理和方法。

(2)巩固蒸发、浓缩、结晶、减压过滤等基本操作。

二、实验原理

硫代硫酸钠($Na_2S_2O_3$)又名大苏打、海波、次亚硫酸钠,无色透明晶体,无臭,味清凉而微苦,密度为$1.729g·cm^{-3}$,难溶于乙醇,易溶于水,在酸性条件下易分解,在330℃以上的干燥空气中风化,48℃分解,100℃时失去五个结晶水,灼烧分解为硫化钠和硫酸钠。

硫代硫酸钠具有较强的还原性和配位能力,可用作碘的还原剂、定影剂;纺织工业用它消除漂白织物后残余的氯;分析化学中用作容量分析用试剂;临床上可用于治疗皮肤瘙痒症、慢性荨麻疹、药物性皮炎、氰化物中毒等症。硫代硫酸钠具有活泼的硫原子,在体内能使CN^-转变为毒性很低的SCN^-。此外,硫代硫酸钠还能与砷、铋、汞、铅、碘等结合为毒性较低的硫化物,达到解毒的效果。

制备硫代硫酸钠的方法有多种,本实验用硫粉与亚硫酸钠反应制备硫代硫酸钠:

$$Na_2SO_3 + S \underset{}{\overset{\Delta}{\rightleftharpoons}} Na_2S_2O_3$$

活性炭吸附除去没有反应的单质硫,滤液浓缩结晶,过滤除去Na_2SO_3,得晶体硫代硫酸钠。

三、实验器材及试剂

1. 器材　电热套,表面皿,烧杯,电子天平,漏斗,蒸发皿,减压抽滤装置,烘箱。

2. 试剂 $Na_2SO_3(s)$，$2mol \cdot L^{-1}H_2SO_4$，$0.01mol \cdot L^{-1}KMnO_4$，$2mol \cdot L^{-1}HCl$，$0.1mol \cdot L^{-1}AgNO_3$，硫粉，活性炭，乙醇，硫磺粉。

四、实验步骤

(一)硫代硫酸钠的制备

(1)于 100ml 烧杯中，加入 8.0g 亚硫酸钠和 50ml 水，搅拌溶解。另取 2g 硫黄，用 3ml 乙醇，润湿后，加入到亚硫酸钠溶液中。在不断搅拌下，加热煮沸 40min，及时补充水。反应完毕后，在煮沸的溶液中加入 1~2g 活性炭，吸附过剩的硫粉，在不断搅拌下，继续煮沸约 10min，趁热过滤，弃去杂质。

(2)滤液置蒸发皿中加热至微沸，待滤液浓缩到刚有结晶析出时，停止加热，冷却，使硫代硫酸钠结晶析出，抽滤，用乙醇洗涤，抽干，即得白色 $Na_2S_2O_3 \cdot 5H_2O$ 晶体。

(3)将晶体放在烘箱中，在 40℃下干燥 40~60min，称量，计算产率。

(二)硫代硫酸钠的检验

分别取配制的 $0.01mol \cdot L^{-1}$ 硫代硫酸钠溶液 2ml，进行下列反应：
(1)加几滴已酸化的 $0.01mol \cdot L^{-1}KMnO_4$ 溶液，观察现象，写出反应方程式。
(2)加 2ml $2mol \cdot L^{-1}HCl$ 溶液，煮沸，观察现象，写出反应方程式。
(3)滴加 $0.1mol \cdot L^{-1}AgNO_3$ 溶液，观察现象，写出反应方程式。

五、注意事项

(1)蒸发浓缩时，当滤液呈黏稠状，且有小晶体析出时即为浓缩终点。
(2)结晶时用玻棒搅拌，防止结成大块。

六、思考题

(1)制备硫代硫酸钠时，硫黄粉中加入乙醇的作用是什么？
(2)蒸发浓缩硫代硫酸钠滤液时，为什么不能蒸发得太浓？

实验二十五 纳米二氧化硅的制备与吸附性能

一、目的要求

(1)了解水解法制备纳米材料的原理和方法。
(2)熟悉溶胶的鉴别方法。

二、实验原理

纳米二氧化硅为纳米材料之一，表面带有羟基，粒径通常为 20~60nm，分散性好，比表面积大，吸附性能高，既可作为载体，也可作为填充物制备复合纳米材料，广泛应用于生物医学领域，例如，纳米二氧化硅可用作微孔反应器、功能性分子吸附剂、生物酶催化剂以及药物控释体系的载体等。

本实验采用硅酸酯在碱性条件下水解制备纳米二氧化硅，制备过程如下：

水解时加入乙醇，一方面起到溶解硅酸酯的作用，另一方面将硅酸酯稀释，防止硅酸酯剧烈水解，形成大颗粒沉淀。纳米二氧化硅对 Ag^+ 有良好的吸附性能，吸附后剩余的 Ag^+ 以铁铵矾 $NH_4Fe(SO_4)_2$ 作指示剂，用 NH_4SCN 作标准溶液滴定。滴定时，溶液中首先析出 $AgSCN$ 白色沉淀，当 Ag^+ 定量沉淀后，过量的 NH_4SCN 与 Fe^{3+} 作用生成红色的 $[Fe(SCN)]^{2-}$ 配合物，指示终点到达。

$$Ag^+ + SCN^- \!\!=\!\!=\!\! AgSCN\downarrow（白）$$
$$Fe^{3+} + SCN^- \!\!=\!\!=\!\! [Fe(SCN)]^{2-}（红色）$$

三、实验器材及试剂

1. 器材　磁力搅拌器，酸度计，烧杯，减压抽滤装置，烘箱，滴定管，移液管，锥形瓶。

2. 试剂　正硅酸乙酯（TEOS），$6mol \cdot L^{-1} NH_3 \cdot H_2O$，95%乙醇溶液，$0.01mol \cdot L^{-1} AgNO_3$，$0.01mol \cdot L^{-1} NH_4SCN$ 标准溶液，10% $NH_4Fe(SO_4)_2$]指示剂。

四、实验步骤

(一)纳米二氧化硅的制备

在 50ml 小烧杯中加入 10ml 水和 10ml 95%乙醇溶液，加入搅拌磁子，用 $6mol \cdot L^{-1}$ 氨水调节溶液酸度至 pH = 8（酸度计监测），不断搅拌下缓慢滴加 2ml TEOS，加完后继续搅拌 30min，静置分层，抽滤，得纳米二氧化硅粉末。烘干，称重，计算产率。

(二)纳米二氧化硅的吸附性能

(1)准确称取纳米二氧化硅 2.0g，加入 25.00ml $0.01mol \cdot L^{-1} AgNO_3$ 溶液中，缓慢搅拌

0.5h，过滤，沉淀用少量蒸馏水洗涤，抽干，合并滤液。

(2)滤液转入锥形瓶中，加入 10% $NH_4Fe(SO_4)_2$]指示剂 3 滴，用 $0.01mol·L^{-1}NH_4SCN$ 标准溶液滴定至红色，记录所消耗的 NH_4SCN 标准溶液的体积，计算滤液中 Ag^+ 的浓度，考察纳米二氧化硅的吸附能力。

五、注意事项

(1)制备纳米二氧化硅时，TEOS 的滴加速度不能过快，否则沉淀颗粒太大，难于形成纳米颗粒。

(2)反应过程需充分搅拌。

六、思考题

(1)制备纳米二氧化硅时加入氨水和乙醇的目的是什么？
(2)纳米二氧化硅的吸附能力与什么因素有关？

实验二十六　硫酸亚铁铵的制备

一、目的要求

(1)了解复盐的制备方法和一般特征。
(2)熟悉掌握水浴加热、蒸发、结晶、常压过滤和减压过滤等基本操作。

二、实验原理

硫酸亚铁铵又称摩尔盐，为浅蓝绿色晶体，化学组成为 $(NH_4)Fe(SO_4)_2·6H_2O$，在临床上常用做补铁剂治疗缺铁性贫血。本实验采用铁与稀硫酸反应制备硫酸亚铁

$$Fe + H_2SO_4 =\!=\!= FeSO_4 + H_2\uparrow$$

新制备的硫酸亚铁与等量的硫酸铵溶液混合，即生成溶解度较小的浅蓝色硫酸亚铁铵 $(NH_4)_2Fe(SO_4)_2·6H_2O$ 复盐晶体。

$$FeSO_4 + (NH_4)_2SO_4 =\!=\!= (NH_4)_2Fe(SO_4)_2$$

该复盐组成稳定，在空气中不易被氧化，在定量分析中，常用于标定 $KMnO_4$ 和 $K_2Cr_2O_7$ 溶液。

三、实验器材及试剂

1. 器材　台秤，布氏漏斗，吸滤瓶，锥形瓶。
2. 试剂　$3mol·L^{-1}H_2SO_4$，$1mol·L^{-1}Na_2CO_3$，$(NH_4)_2SO_4(AR)$，铁屑，pH 试纸，滤纸。

四、实验步骤

(一)硫酸亚铁的制备

称取 4.0g 预处理的铁屑[①]，置于 150ml 锥形瓶中，加入 20ml 3mol·L^{-1} H_2SO_4，水浴加热，温度控制在 70～75℃范围内，加热过程中应补加少量蒸馏水，以防 $FeSO_4$ 结晶，待反应速度明显减缓(约需 30min)后，停止加热，趁热减压过滤，用 2ml 3mol·L^{-1} H_2SO_4 洗涤未反应完的 Fe 和固体残渣，滤液转移至蒸发皿中备用，未反应完的铁屑及残渣用滤纸吸干后称量，计算 $FeSO_4$ 的产率。

(二)硫酸亚铁铵的制备

根据生成的 $FeSO_4$ 的质量，计算反应所需$(NH_4)_2SO_4$的质量[③]。按计算量称取$(NH_4)_2SO_4$，加水制成饱和溶液，然后加入到用适量水溶解的 $FeSO_4$ 溶液中，混合均匀，在水浴中加热蒸发至溶液表面出现晶膜，停止加热。冷却至室温，即析出浅蓝绿色的$(NH_4)Fe(SO_4)_2·6H_2O$晶体。减压过滤，再用少量 95%乙醇溶液洗涤晶体。晶体用滤纸吸干，称重，计算产率。

五、注意事项

(1)制备硫酸亚铁时，反应温度不能太高，以免反应过于剧烈。
(2)配制硫酸亚铁溶液时，浓度不能太稀，否则浓缩时间过长。

六、思考题

(1)在制备 $FeSO_4$ 过程中，为什么需铁过量？
(2)若硫酸亚铁被部分氧化，如何处理才能得到较为纯净的 $FeSO_4$ 溶液？

---

①铁屑预处理方法：称取 4.0g 铁屑，放入锥形瓶中，加入 1mol·L^{-1} Na_2CO_3 20ml，加热煮沸以除去铁屑表面的油污，用倾泻法倾出碱液，用水洗涤铁屑至中性。

②由于 $FeSO_4$ 在过滤过程会造成一定的损失，因此$(NH_4)_2SO_4$用量可按 $FeSO_4$ 理论量的 85%计算。

第五部分 滴定分析

滴定分析是定量分析中常用的化学分析方法。根据所利用的化学反应不同，滴定分析法分为酸碱滴定法、沉淀滴定法、配位滴定法、氧化还原滴定法和沉淀滴定法。根据滴定方式的不同又分为直接滴定法、返滴定法、置换滴定法、间接滴定法等。滴定分析通常用于常量组分的测定，即被测组分含量大于1%或质量大于0.1g，体积大于10ml的试样分析，有时也可以测定微量组分。该法快速、准确，测定的相对误差不大于0.2%。该方法仪器设备简单、操作简便，常作为标准方法，广泛应用在生产实践和科学研究的各个方面。通过本部分的学习，要求学生熟悉滴定分析的基本流程，掌握滴定仪器的正确操作，了解减少误差的常用措施，树立定量观念，培养严谨作风。

实验二十七 盐酸标准溶液的配制与标定

一、目的要求

1. 掌握酸碱滴定法的原理和操作技术。
2. 掌握分析天平、酸式滴定管、锥形瓶等滴定分析仪器的使用方法。
3. 掌握标定盐酸溶液的原理和方法。
4. 熟悉甲基红-溴甲酚绿混合指示剂滴定终点的判定。

二、实验原理

市售盐酸是HCl含量约为36%～38%的水溶液。由于浓盐酸易挥发，无法直接配制准确浓度的盐酸溶液，因此需用浓盐酸采用间接法配制。

可用于标定盐酸溶液的基准物质有无水碳酸钠和硼砂等。由于无水碳酸钠性质稳定易于干燥，因此本实验采用无水碳酸钠为标定盐酸溶液的基准物质，指示剂选用甲基红-溴甲酚绿混合溶液，终点时溶液颜色由绿色转变为暗紫色。滴定反应为

$$2HCl + Na_2CO_3 = 2NaCl + H_2O + CO_2\uparrow$$

三、实验器材及试剂

1. 器材 50ml酸式滴定管，250ml锥形瓶，100ml、10ml量筒，500ml试剂瓶，电子分析天平。

2. 试剂　盐酸(AR)，无水碳酸钠(基准试剂)，甲基红-溴甲酚绿混合指示剂[①]。

四、实验步骤

(一)HCl 标准溶液的配制

取浓盐酸 9ml 加水稀释至 500ml，振摇混匀，得到 0.2mol·L⁻¹HCl 溶液。

(二)HCl 溶液的标定

把基准无水碳酸钠在 270～300℃ 干燥至恒重，准确称基准无水碳酸钠约 0.4g，置于锥形瓶中，加 50ml 蒸馏水溶解后，加甲基红-溴甲酚绿混合指示剂 10 滴。用 0.2mol·L⁻¹HCl 溶液滴定至溶液由绿色变为紫色，加热沸腾约 2min，冷却至室温，继续滴定至锥形瓶中溶液由绿色变为暗紫色，即为终点。计算盐酸溶液的浓度。

五、注意事项

(1)基准无水 Na_2CO_3 干燥温度不能超过 300℃，否则 Na_2CO_3 会部分发生分解。

(2)干燥基准无水碳酸钠，极易吸水，故称量瓶一定要盖严；称量时，动作要迅速，以免无水碳酸钠吸水。

六、思考题

(1)如果干燥 Na_2CO_3 的温度过高，对测定结果有什么影响？

(2)为什么称量 Na_2CO_3 的质量约为 0.4g？

(3)用碳酸钠标定盐酸溶液，甲基红-溴甲酚绿指示剂指示终点的原理是什么？该指示剂有何优点？

(4)如何配制盐酸(0.1mol·L⁻¹)溶液 1000ml？

实验二十八　药用氧化锌的测定

一、目的要求

(1)掌握碱式滴定管、移液管的使用方法。

(2)掌握用返滴定法测定氧化锌含量的原理和操作方法。

(3)熟悉甲基橙指示剂的颜色变化。

[①]甲基红-溴甲酚绿混合指示剂的配制：0.1%溴甲酚绿乙醇溶液与0.2%甲基红乙醇溶液，以体积比 3∶1 混合而得。

二、实验原理

氧化锌具有收敛及抑菌作用，临床常用于治疗恶急性皮炎、湿疹等。氧化锌是一种两性氧化物，不溶于水，难于直接滴定。可以采用返滴定法测定其含量。即用过量已知浓度的 HCl 溶解氧化锌样品，剩余的 HCl 以甲基橙为指示剂，用 NaOH 标准溶液进行返滴定。其滴定反应

$$ZnO + 2HCl(定量过量) =\!=\!= ZnCl_2 + H_2O$$

$$HCl\,(剩余量) + NaOH =\!=\!= NaCl + H_2O$$

三、实验器材

1. **器材**　50ml 碱式滴定管，250ml 锥形瓶，25ml 移液管。
2. **试剂**　0.2mol·L^{-1}HCl 标准溶液，0.1mol·L^{-1}NaOH 标准溶液，甲基橙指示剂，药用氧化锌。

四、实验步骤

准确称取氧化锌试样约 0.1g，置于锥形瓶中，加入 25.00ml 0.2mol·L^{-1}HCl 标准溶液，微热，振摇，使氧化锌样品与盐酸充分反应，待溶液冷却后加入甲基橙指示剂 3 滴，用 0.1mol·L^{-1}NaOH 标准溶液滴定至溶液由红色变为黄色，即为终点。平行测定三次，计算试样中氧化锌的含量。

五、注意事项

(1)为避免 HCl 挥发，而使测定结果偏高，盐酸与 ZnO 反应时，加热温度不能过高。
(2)接近滴定终点时要逐滴加入，防止 NaOH 过量，使滴定结果偏低。

六、思考题

(1)哪些样品可以采用返滴定法测定其含量？
(2)本实验若用酚酞作指示剂，将会对滴定结果产生什么影响？
(3)返滴定时 NaOH 过量会生成沉淀，原因是什么？

实验二十九　酸碱滴定法测定阿司匹林的含量

一、目的要求

(1)掌握碱式滴定管的操作方法。

2) 掌握氢氧化钠标准溶液的配制及标定方法。

(3) 熟悉酚酞指示液终点的判断。

(4) 熟悉酸碱滴定法测定阿司匹林原料药含量的原理和方法。

二、实验原理

(一)氢氧化钠标准溶液的配制

固体氢氧化钠易吸收空气中的水蒸气和 CO_2，使得氢氧化钠固体的组成无法确定，在它的固体和溶液中常含有杂质 Na_2CO_3。

$$2NaOH + CO_2 \Longrightarrow Na_2CO_3 + H_2O$$

此外，市售氢氧化钠还含有少量的硫酸盐、硅酸盐和氯化物等杂质，因此氢氧化钠标准溶液只能采用间接法配制。最常用的配制方法是浓碱法，因为碳酸钠在饱和氢氧化钠溶液中难以溶解，可过滤除去。具体方法是：首先配制氢氧化钠饱和溶液，浓度约20mol·L^{-1}，静置一段时间后，取上层清液，稀释至所需浓度，即得不含 Na_2CO_3 的 NaOH 溶液。为避免 CO_2 干扰，配制 NaOH 溶液宜用新煮沸并放冷的蒸馏水。

(二)氢氧化钠标准溶液的标定

标定 NaOH 常用的基准物质有邻苯二甲酸氢钾($KHC_8H_4O_4$)和结晶草酸($H_2C_2O_4 \cdot 2H_2O$)等。由于邻苯二甲酸氢钾易制得纯品、性质稳定，摩尔质量较大，是标定 NaOH 溶液较好的基准物质，其反应式为

计量点时，溶液的 pH 约为 9.1，可选用酚酞作指示剂。

(三)阿司匹林的测定

阿司匹林是广泛使用的解热镇痛药，其主要成分为乙酰水杨酸(分子式为 $C_9H_8O_4$)。乙酰水杨酸属于芳酸类药物，分子结构中含有羧基而呈较强酸性(K_a=3.27×10^{-4})。可用酸碱滴定法以 NaOH 标准溶液直接测定其含量，滴定反应为：

由于阿司匹林在水中的溶解度较小，一般采用中性乙醇作为溶剂，同时，乙醇可以防止乙酰水杨酸的水解。计量点时，溶液呈微碱性，可选用酚酞作指示剂。

三、实验器材及试剂

1. 器材 称量瓶，电子天平，碱式滴定管，锥形瓶，量筒，烧杯，试剂瓶。

2. 试剂 氢氧化钠，邻苯二甲酸氢钾(基准试剂)，酚酞指示剂，阿司匹林，中性乙醇[①]。

---

①取 95%乙醇溶液 50ml，加酚酞指示剂 3 滴，用 0.1mol·L^{-1} NaOH 溶液滴定至呈淡红色，即得。

四、实验步骤

（一）NaOH 标准溶液的配制

（1）NaOH 饱和水溶液的配制 在 100ml 水中加 NaOH 固体约 120g，充分搅拌使之溶解，并补加适量 NaOH 固体，保证溶液中有少量 NaOH 固体存在，得 NaOH 饱和溶液。冷却后，放置在聚乙烯塑料瓶中，静置一周，取上清液备用。

（2）$0.1mol \cdot L^{-1}$ NaOH 标准溶液的配制 量取饱和 NaOH 澄清溶液 2.8ml，置于带有橡皮塞的试剂瓶中，加新煮沸放冷的蒸馏水 500ml，摇匀即得。

（二）NaOH 标准溶液的标定

准确称取 105℃ 干燥至恒重的

邻苯二甲酸氢钾 0.6g（准确至小数点后 4 位），置于锥形瓶中，加新沸并冷却的蒸馏水 50ml，轻轻振摇使之完全溶解，滴加酚酞指示剂 2 滴，用 $0.1mol \cdot L^{-1}$ NaOH 标准溶液滴定至浅红且 30s 不褪色即为终点。平行测定 3 次，计算 NaOH 标准溶液的准确浓度及相对平均偏差。

（三）阿司匹林的测定

准确称取阿司匹林 0.4g，加中性乙醇 20ml，振摇溶解后加酚酞指示剂 3 滴，用 $0.1mol \cdot L^{-1}$ NaOH 标准溶液滴定至溶液呈淡红色，30s 不褪色即为终点。平行测定 3 次，计算试样中阿司匹林的百分含量。

五、注意事项

（1）固体 NaOH 的称量不能用称量纸，应放在表面皿上或小烧杯等玻璃仪器中称量。

（2）为保证邻苯二甲酸氢钾溶解迅速，应充分研细再干燥。

（3）实验中应尽可能少用水，以避免阿司匹林的水解。

六、思考题

（1）称量氢氧化钠时的注意事项有哪些？

（2）锥形瓶不干燥是否影响滴定结果？溶解邻苯二甲酸氢钾所用水的体积是否需要准确量取？

（3）为什么用中性乙醇而不是用水溶解阿司匹林？

实验三十　　NaOH、Na_2CO_3 混合碱含量的测定

一、目的要求

（1）掌握双指示剂法测定混合碱各组分含量的原理和方法。

(2)巩固滴定分析仪器的使用及操作方法。

二、实验原理

氢氧化钠有增加药物的水溶性和调节 pH 的作用，但是 NaOH 易吸收空气中的 CO_2 而产生杂质 Na_2CO_3，因此药用氢氧化钠是含有 Na_2CO_3 的混合碱。本实验采用双指示剂法用 HCl 标准溶液测定混合碱中 Na_2CO_3 和 NaOH 的含量。

测定时，先在药用 NaOH 溶液中加入酚酞指示剂，用 HCl 标准溶液滴至酚酞褪色（第一计量点），此时 NaOH 完全被中和，而 Na_2CO_3 则被中和了一半，溶液中的碱只有 $NaHCO_3$，至第一计量点共消耗 HCl 的体积为 V_1 ml。滴定反应为

$$NaOH + HCl \Longrightarrow NaCl + H_2O$$
$$Na_2CO_3 + HCl \Longrightarrow NaHCO_3 + NaCl$$

在溶液中再加入甲基橙指示剂，继续滴定至甲基橙变色（第二计量点），此时 $NaHCO_3$ 进一步与盐酸反应生成 CO_2，消耗 HCl 体积为 V_2 ml。滴定反应为

$$NaHCO_3 + HCl \Longrightarrow NaCl + CO_2\uparrow + H_2O$$

根据反应方程式可知，NaOH 共消耗 HCl 溶液的体积为 (V_1+V_2) ml，其中 NaOH 消耗的体积为 (V_1-V_2) ml，Na_2CO_3 消耗的体积为 $2V_2$ ml。

三、实验器材及试剂

1. 器材　50ml 酸式滴定管，250ml 锥形瓶，25ml 移液管，50ml 量筒，50ml 烧杯，100ml 量筒。

2. 试剂　0.1mol·L^{-1}HCl 标准溶液，酚酞指示剂，甲基橙指示剂，药用 NaOH 试样（或 NaOH 与 Na_2CO_3 的混合溶液）。

四、实验步骤

(一)溶液配制

准确称取药用 NaOH 约 0.5g，置于烧杯中，用少量蒸馏水溶解后，转移至 250ml 容量瓶中，加水稀释至刻度，摇匀。

(二)含量测定

准确量取 NaOH 溶液 50ml 于锥形瓶中，加酚酞指示剂 2 滴，用 0.1mol·L^{-1}HCl 标准溶液滴定至红色恰好消失，记录所消耗的 HCl 标准溶液的体积 V_1；溶液中加入 2 滴甲基橙指示剂，用 0.1mol·L^{-1}HCl 标准溶液继续滴定至溶液由黄色变成橙色，记录第 2 次滴定所消耗 HCl 标准溶液的体积 V_2。根据消耗的盐酸的体积计算样品中 NaOH 和 Na_2CO_3 的百分含量。

五、注意事项

(1)NaOH 与空气接触能吸收 CO_2，使样品中 Na_2CO_3 的含量偏高。因此，实验过程中尽可能避免样品与空气接触，称样、转移、量取等环节均应迅速进行。

(2)本实验中酚酞指示剂的变色为粉红色→淡红色→无色，快接近终点时须放慢滴速，并在白色背景上观察颜色，以准确判断终点。

(3)滴定时要充分振摇以保证生成的 CO_2 能快速释放到空气中。

六、思考题

(1)双指示剂法分步滴定混合碱时，指示剂选择的依据是什么？

(2)已知某混合物是由 NaOH、$NaCO_3$、$NaHCO_3$ 中的两种碱组成，如何分析是哪两种碱？

实验三十一　非水滴定法测定盐酸苯海拉明的含量

一、目的要求

(1)掌握非水溶液酸碱滴定的原理及操作。

(2)掌握高氯酸标准溶液的配制及标定的原理和方法。

(3)熟悉盐酸苯海拉明的测定方法。

二、实验原理

某些有机碱由于碱性太弱，在水溶液中难以准确测定，通常采用非水溶液酸碱滴定法测定其含量。通常用冰醋酸为溶剂，用酸性最强的高氯酸的冰醋酸溶液为滴定剂测定有机弱碱的含量。由于水影响非水滴定的突跃范围，且使指示剂的变色不灵敏，实验所用试剂必须用醋酸酐干燥，除水反应如下

$$(CH_3CO)_2O + H_2O =\!=\!= 2CH_3COOH$$

高氯酸标准溶液的浓度通常用结晶紫为指示剂，用邻苯二甲酸氢钾为基准试剂进行标定，滴定反应为：

产物 $KClO_4$ 在冰醋酸中不溶解。

盐酸苯海拉明，抗过敏、抗晕动性药物，化学名为 N，N-二甲基-2-(二苯基甲氧基)乙胺盐酸盐，与高氯酸标准溶液发生置换反应生成盐酸，由于盐酸的酸性比较强能干扰滴定终点，需要加入醋酸酐除去。

$$\left[\begin{array}{c} \underset{\underset{\bigcirc}{\overset{\overset{\overset{H}{|}}{C}-O-CH_2CH_2N(CH_3)_2}}{\bigcirc}} \end{array} \right] HCl + HClO_4 \longrightarrow \left[\begin{array}{c} \underset{\underset{\bigcirc}{\overset{\overset{\overset{H}{|}}{C}-O-CH_2CH_2N(CH_3)_2}}{\bigcirc}} \end{array} \right] HClO_4 + HCl$$

三、实验器材及试剂

1. 器材　10ml 酸式滴定管，100ml 锥形瓶，烧杯，量筒，10ml 吸量管，2ml 吸量管，万分之一分析天平。

2. 试剂　高氯酸，无水冰乙酸，醋酸酐，盐酸苯海拉明原料药，结晶紫指示液(0.5%冰乙酸溶液)，邻苯二甲酸氢钾(基准试剂)，醋酸汞。

四、实验步骤

(一)0.1 mol·L⁻¹高氯酸标准溶液的配制

量取冰醋酸 200ml，加入 2.1ml 高氯酸(浓度约为 70%～72%)，摇匀，在室温下缓缓滴加醋酸酐 6ml，边滴加边振摇，冷却至室温。加冰醋酸稀释至 250ml，摇匀，放置 24h。

(二)高氯酸标准溶液的标定

准确称量基准邻苯二甲酸氢钾(在 105℃干燥至恒重)约 0.16g，置于锥形瓶中，加冰乙酸 20ml 使邻苯二甲酸氢钾溶解，加结晶紫指示剂 1 滴，用高氯酸标准溶液缓缓滴定至锥形瓶中的溶液呈蓝色，滴定结果须用空白实验校正。根据邻苯二甲酸氢钾和消耗的滴定液的体积计算高氯酸标准溶液的准确浓度。

(三)盐酸苯海拉明的测定

准确称量盐酸苯海拉明试样 0.2g，加冰醋酸 20ml 和乙酸酐 4ml，溶解后，再加醋酸汞试液 4ml，结晶紫指示液 1 滴，用高氯酸标准溶液滴定至溶液呈蓝绿色，滴定结果用空白实验校正。

五、注意事项

(1)高氯酸具有强氧化性，和乙酸酐混合时会发生剧烈反应而放出大量热。因此，配制高氯酸冰乙酸溶液时，不能将乙酸酐直接加入高氯酸中，须用冰乙酸将高氯酸稀释后，在不断搅拌下缓缓滴加适量乙酸酐，以免剧烈氧化而引起爆炸。高氯酸、冰乙酸均能腐蚀皮肤、刺激黏膜，应注意防护。

(2)实验所用仪器应是干净干燥的，操作过程中应减少空气中水蒸气的影响。

(3)非水滴定一般使用 10ml 微量滴定管，注意使用方法和读数的准确性。

(4)为避免冰乙酸的挥发，高氯酸标准溶液须盛放于棕色瓶中密闭保存。

(5)结晶紫指示剂终点颜色变化为：紫→蓝紫→纯蓝→蓝绿。

六、思考题

(1) 实验中乙酐的用量应如何计算?

(2) 邻苯二甲酸氢钾既可用作标定碱(如 NaOH)的基准试剂又可用作标定酸(如 $HClO_4$)的基准试剂,其原理是什么?

(3) 本实验为什么要做空白实验?如何进行空白实验?

(4) 实验中加入乙酸汞的作用是什么?其量的多少对实验结果有什么影响?

(5) 盐酸苯海拉明的含量还可以用什么方法进行测定?

实验三十二　$KMnO_4$ 法测定药用硫酸亚铁的含量

一、目的要求

(1) 掌握 $KMnO_4$ 法测定药用硫酸亚铁的原理和方法。

(2) 掌握 $KMnO_4$ 标准溶液的配制、标定和保存方法。

(3) 熟悉自身指示剂指示终点的方法。

二、实验原理

硫酸亚铁($FeSO_4 \cdot 7H_2O$,278.01)为抗贫血药,为淡蓝绿色柱状结晶或颗粒,在干燥空气中易风化,潮湿环境中易氧化变质。本品在水中易溶,在乙醇中不溶,中国药典(2010版)采用氧化还原滴定法测定其原料药的含量。

亚铁盐在硫酸酸性溶液中能被 $KMnO_4$ 氧化成高铁盐,因此可用 $KMnO_4$ 标准溶液滴定,采用 $KMnO_4$ 自身的颜色指示滴定终点,也可用邻二氮菲亚铁作指示剂。反应如下

$$2KMnO_4 + 10FeSO_4 + 8H_2SO_4 =\!=\!= 2MnSO_4 + 5Fe_2(SO_4)_3 + K_2SO_4 + 8H_2O$$

溶液酸碱性会影响测定结果,通常溶液酸度应控制在 $1 \sim 2 mol \cdot L^{-1}$ 范围。Fe^{2+} 易被空气和溶液中的氧所氧化,为避免水中溶解氧的影响,应用新煮沸放冷的蒸馏水溶解样品,且样品溶解后应立即滴定。

市售 $KMnO_4$ 中常含有少量 MnO_2 等杂质,且 $KMnO_4$ 氧化能力很强,能氧化水中的有机物而使溶液浓度发生变化,因此 $KMnO_4$ 溶液不稳定,配制初期浓度易发生变化,不能直接配制,需采用间接法配制。为获得稳定的 $KMnO_4$ 标准溶液,配成的溶液要密闭储存于棕色瓶中,在暗处放置 $7 \sim 8$ 天(或加水溶解后煮沸 $10 \sim 20 min$,静置 2 天以上),过滤除去 MnO_2 等不溶性杂质后再标定。

$Na_2C_2O_4$ 是标定 $KMnO_4$ 最常用的基准物质,利用 $KMnO_4$ 自身的颜色指示滴定终点,标定反应为

$$2MnO_4^- + 5C_2O_4^{2-} + 16H^+ =\!=\!= 2Mn^{2+} + 10CO_2 + 8H_2O$$

三、实验器材及试剂

1. 器材　砂芯漏斗，250ml 锥形瓶，500ml 棕色试剂瓶，50ml 棕色酸式滴定管，烧杯，10ml、100ml 量筒。

2. 试剂　药用硫酸亚铁 ($FeSO_4·7H_2O$，原料药)，9mol·L^{-1} H_2SO_4，1mol·L^{-1} H_2SO_4，$KMnO_4(s)$，$Na_2C_2O_4$(基准物质)。

四、实验步骤

(一) 0.02 mol·L^{-1} $KMnO_4$ 标准溶液的配制

称取 $KMnO_4$ 1.0g 于 500ml 烧杯中，加 300ml 蒸馏水，煮沸 15min，转移至棕色试剂瓶中，密封，暗处放置 7 天以上，砂芯漏斗过滤，摇匀，贮于另一棕色试剂瓶中。

(二) $KMnO_4$ 标准溶液的标定

称取 105℃干燥至恒重的基准物质 $Na_2C_2O_4$ 约 0.2g，置于锥形瓶中，加 100ml 新煮沸放冷的蒸馏水及 10ml 9mol·L^{-1} H_2SO_4，振摇使之溶解，迅速自滴定管中加入待标定的 $KMnO_4$ 标准溶液约 20ml，边加边摇，以免产生沉淀，待褪色后，水浴加热至 75℃，继续滴定至溶液显微红色且 30s 不褪色即为终点(滴定终点时，溶液温度应不低于 55℃)，平行测定三次，计算 $KMnO_4$ 标准溶液的浓度。

(三) 药用硫酸亚铁的测定

准确称量药用硫酸亚铁样品约 0.5g 于锥形瓶中，加入 15ml 1mol·L^{-1} 硫酸，试样溶解后，加入 15ml 新煮沸放冷的蒸馏水，摇匀，立即用 $KMnO_4$ 标准溶液滴定，至溶液显淡红色且 30s 不退色即为终点。平行测定三次，计算 $FeSO_4·7H_2O$ 的百分含量。

五、注意事项

(1) 采用 $KMnO_4$ 法时，溶液酸度应在 1~2mol·L^{-1} 为宜。pH 过低，$KMnO_4$ 易分解，pH 过高，氧化反应较慢，且会产生 MnO_2，通常用 H_2SO_4 调节酸度。

(2) 本实验也可用邻二氮菲为指示剂，终点时溶液由深红色变为淡蓝色。

六、思考题

(1) 标定 $KMnO_4$ 标准溶液过程中，提高反应速度的方法有哪些？

(2) 是否可以用盐酸或硝酸调节 $KMnO_4$ 法的酸度？

(3) 溶解硫酸亚铁样品时，为什么要先加稀硫酸，再加新煮沸放冷的蒸馏水？

(4) $KMnO_4$ 法能否用于硫酸亚铁制剂的含量测定？为什么？

实验三十三　直接碘量法测定维生素 C 的含量

一、目的要求

(1)掌握直接碘量法测定维生素 C 的原理及条件。

(2)掌握碘标准溶液的配制及标定方法。

二、实验原理

维生素 C($C_6H_8O_6$，176.13)又名 *L*-抗坏血酸，为白色结晶或结晶性粉末，味酸，放置一段时间后颜色逐渐变黄，中国药典(2010 版)采用氧化还原滴定法测定原料药含量。

维生素 C 结构中的烯二醇基具有强还原性，能被氧化剂 I_2 定量地氧化成二酮基，形成脱氢抗坏血酸，$\varphi^{\ominus}(C_6H_8O_6/C_6H_6O_6) = 0.18V$，$\varphi^{\ominus}(I_2/I^-) = 0.535V$，反应方程式如下

反应完成程度很高，可以采用直接碘量法，用 I_2 标准溶液测定维生素 C 的含量。维生素 C 的还原性很强，可被空气或溶液中的氧气氧化，碱性条件下更容易氧化，因此滴定反应应在稀乙酸中进行，溶液应用新煮沸放冷的蒸馏水配制。

碘具有较强的挥发性及腐蚀性，不宜用分析天平准确称量，因此碘标准溶液须用间接法配制。碘在水中的溶解度很小(25℃时为 $1.8 \times 10^{-3} mol \cdot L^{-1}$)，易挥发。通常是将 I_2 溶解在过量的 KI 溶液中，利用 I_2 与 I^- 反应生成 I_3^- 离子，增加 I_2 的溶解度，降低其挥发性。

本实验采用 $Na_2S_2O_3$ 标准溶液标定 I_2 标准溶液浓度，反应方程式为

$$I_2 + 2S_2O_3^{2-} === 2I^- + S_4O_6^{2-}$$

三、实验器材及试剂

1. 器材　250ml 锥形瓶，50ml 棕色酸式滴定管，25ml 移液管，1000ml 棕色试剂瓶，量筒，砂芯漏斗，研钵。

2. 试剂　维生素 C(原料药)，盐酸[①]，$2mol \cdot L^{-1}$ HAc，$0.1 \times \times \times mol \cdot L^{-1}$ $Na_2S_2O_3$ 标准溶液，KI(S)，I_2(S)，0.5%淀粉指示剂。

四、实验步骤

(一)$0.05mol \cdot L^{-1}$ I_2 标准溶液的配制

称取 I_2 6.5g，置研钵中，加 18g 碘化钾和 30ml 水，研磨均匀，完全溶解后，加 3 滴盐

---

①取 9ml 浓盐酸加水稀释成 10ml。

酸，用水稀释至 500ml，摇匀，过滤，滤液贮存在棕色试剂瓶中，密封，暗处保存。

（二）I_2 标准溶液的标定

准确吸取碘标准溶液 25ml，置碘量瓶中，加 100ml 蒸馏水及 1ml 盐酸溶液，混匀，用 $0.1mol \cdot L^{-1}Na_2S_2O_3$ 标准溶液滴定，近终点时加 2ml 淀粉指示剂，继续滴定至蓝色消失，到达终点，计算 I_2 标准溶液的浓度。

（三）维生素 C 的测定

准确称量维生素 C 约 0.2g 于锥形瓶中，加 10ml 2mol $\cdot L^{-1}$HAc，100ml 新沸放冷的蒸馏水，用玻璃棒压碎，搅拌使之溶解，加 1ml 淀粉指示剂，立即用 I_2 标准溶液滴定，滴定至溶液显蓝色且 30s 内不褪色为终点，计算维生素 C 的含量。

五、注意事项

（1）I_2 在稀 KI 溶液中溶解速度较慢，配制 I_2 溶液时，应使 I_2 在稀 KI 溶液中溶解完全后，再加水稀释。

（2）由于光照和受热都能促使空气中的 O_2 把 I^- 氧化成 I_2，引起 I_2 浓度的增加使碘标准溶液浓度变化。因此，配好的 I_2 标准溶液应贮存在棕色瓶中，置凉暗处保存。

（3）为消除碘试剂中可能含有的 KIO_3 杂质和配制 $Na_2S_2O_3$ 溶液时加入的稳定剂 Na_2CO_3 的影响，在配制 I_2 标准溶液时需加入少量盐酸。

六、思考题

（1）碘量法误差的主要来源有哪些？应如何避免？
（2）为什么维生素 C 样品需要用新煮沸放冷的蒸馏水溶解且溶解后要立即滴定？

实验三十四　间接碘量法测定葡萄糖的含量

一、目的要求

（1）掌握间接碘量法和返滴定法的原理及方法。
（2）掌握间接碘量法空白试验的操作及作用。
（3）熟悉用间接碘量法测定葡萄糖的原理及方法。

二、实验原理

葡萄糖（$C_6H_{12}O_6 \cdot H_2O$，198.17）为无色结晶或白色结晶性粉末，无臭，味甜，在水中易溶，乙醇中微溶。葡萄糖具有还原性，在碱性介质中能被过量的 I_2 氧化成葡萄糖酸，然后在酸性条件下，用 $Na_2S_2O_3$ 标准溶液回滴剩余的 I_2，便可计算葡萄糖含量。相关反应式为：

过量 I_2 氧化葡萄糖

$$I_2 + 2NaOH \Longrightarrow NaIO + NaI + H_2O$$

$$CH_2OH(CHOH)_4CHO + NaIO + NaOH \Longrightarrow CH_2OH(CHOH)_4COONa + NaI + H_2O$$

剩余的 NaIO 在碱性溶液中歧化成 NaI 和 $NaIO_3$

$$3NaIO \Longrightarrow NaIO_3 + 2NaI$$

当溶液酸化后又析出 I_2，可用 $Na_2S_2O_3$ 标准溶液滴定

$$NaIO_3 + 5NaI + 3H_2SO_4 \Longrightarrow 3I_2 + 3Na_2SO_4 + 3H_2O$$

$$I_2 + 2Na_2S_2O_3 \Longrightarrow Na_2S_4O_6 + 2NaI$$

三、实验器材及试剂

1. 器材 250ml 碘量瓶，25ml 移液管，50ml 滴定管，10ml，100ml 量筒。

2. 试剂 $0.05mol \cdot L^{-1}I_2$ 标准溶液，$0.1mol \cdot L^{-1}Na_2S_2O_3$ 标准溶液，$0.1mol \cdot L^{-1}NaOH$ 溶液，$0.5mol \cdot L^{-1}H_2SO_4$ 溶液，0.5%淀粉溶液，葡萄糖原料药。

四、实验步骤

准确称取葡萄糖样品约0.1g，置于碘量瓶中，加30ml 蒸馏水使其溶解，准确加入25.00ml I_2 标准溶液，缓慢滴加 40ml NaOH 溶液（慢滴轻摇）。加完后，密封，瓶塞处封水，暗处放置 10min。取出后加入 6ml H_2SO_4 溶液酸化，摇匀，用 $0.1mol \cdot L^{-1}Na_2S_2O_3$ 标准溶液滴定剩余的 I_2，近终点时加入 2ml 淀粉溶液，滴定至蓝色消失到达终点。滴定结果用空白试验校正，记录所消耗 $Na_2S_2O_3$ 溶液的体积，重复测定两次，计算葡萄糖的百分含量。

空白试验的做法是，按与试样相同的处理方法，在碘量瓶中，加 30ml 蒸馏水、25.00ml I_2 标准溶液、40ml NaOH、6ml H_2SO_4、2ml 淀粉，用 $0.1mol \cdot L^{-1}Na_2S_2O_3$ 标准溶液滴定，测定空白值。

五、注意事项

(1)本实验采用间接碘量法测定葡萄糖的含量，为消除试剂的影响需要做空白试验，对结果进行校正。

(2)滴加 NaOH 溶液的速度不宜过快，否则生成的 NaIO 来不及氧化葡萄糖就发生歧化反应，生成不与葡萄糖反应的 IO_3^- 和 $2I^-$，致使测定结果偏低。

六、思考题

(1)葡萄糖能否用直接碘量法测定？为什么？

(2)直接碘量法的指示剂在滴定前加入，而间接碘量法在近终点时加入，原因是什么？

(3)碘量法为什么需要进行空白校正?

实验三十五 EDTA 标准溶液的配制与标定

一、目的要求

(1)掌握配位滴定的原理,了解配位滴定的特点。
(2)学习 EDTA 标准溶液的配制和标定方法。
(3)了解金属指示剂的特点,熟悉二甲酚橙、钙指示剂的变色原理及颜色变化。

二、实验原理

乙二胺四乙酸(简称 EDTA 或者 EDTA 酸)难溶于水,其标准溶液常用其二钠盐(EDTA·2Na·H$_2$O,分子量 M_r=392.28)采用间接法配制。在溶液中 EDTA 为双偶极离子结构(即羧酸上的两个 H$^+$转移至 N 原子上,形成双极离子)。在溶液中有六级解离,对应的有六级解离常数。在 EDTA 与金属离子形成的配合物中,以 Y^{4+}和金属离子形成的配位物最为稳定,溶液酸度是影响金属-EDTA 配合物稳定性的重要影响因素。标定 EDTA 溶液的基准物质有 Zn、ZnO、CaCO$_3$、Cu、MgSO$_4$·7H$_2$O、Hg、Ni、Pb 等。

用于测定 Pb^{2+}、Bi^{3+}含量的 EDTA 溶液可用 ZnO 或金属 Zn 作基准物质进行标定。以二甲酚橙为指示剂,在 pH=5~6 的溶液中,二甲酚橙指示剂(XO)本身显黄色,而与 Zn^{2+}的配位物显紫红色。当使用 EDTA 溶液滴定至近终点时,EDTA 将与二甲酚橙配位的 Zn 置换出来,而使二甲酚橙游离,因此溶液由紫红色变为黄色。其变色反应可表示为

$$XO + Zn^{2+} \xebond Zn\text{–}XO$$
　(黄色)　　　　(紫红色)

$$Zn\text{–}XO + EDTA \xebond Zn\text{–}EDTA + XO$$
　(紫红色)　　　　　　　　(黄色)

在测定 Ca 含量时,EDTA 标准溶液最好用 CaCO$_3$为基准物质进行标定,因为基准物质和被测组分含有相同的成分,滴定条件一致,可以减小误差。标定时,将 CaCO$_3$用 HCl 溶解后,调节 pH$\geqslant$12,以钙指示剂作指示剂,用 EDTA 滴至溶液由酒红色变为纯蓝色。

三、实验器材及试剂

1. 器材　分析天平,50ml 酸式滴定管,25ml 移液管,250ml 锥形瓶,烧杯,试剂瓶。

2. 试剂　以 ZnO 为基准物质时所用试剂:乙二胺四乙酸二钠(S),ZnO(基准物质),6mol·L^{-1}HCl,20%六次甲基四胺,0.2%二甲酚橙指示剂。

以 CaCO$_3$为基准物质时所用试剂:乙二胺四乙酸二钠(S),CaCO$_3$(基准物质),6mol·L^{-1}HCl,10%NaOH 溶液,0.01 mol·L^{-1}MgCl$_2$,1%钙指示剂(S)。

四、实验步骤

(一) 0.02mol·L^{-1}EDTA 标准溶液的配制

称取乙二胺四乙酸二钠约 3.8g 溶于 200ml 温水中,冷却后稀释至 0.5L,摇匀,如浑浊应予过滤,储存于 500ml 试剂瓶中备用。

(二) 以 ZnO 为基准物质标定 EDTA 溶液

1. Zn 标准溶液的配制　准确称取 ZnO 基准物质 0.35~0.5g 于 150ml 烧杯中,滴加 3ml 6mol·L^{-1}HCl,待完全溶解后转移至 250ml 容量瓶中,加水稀释至刻度,摇匀,计算其准确浓度。

2. EDTA 标准溶液的标定　用移液管移取 Zn 标准溶液 25.00ml 于 250ml 锥形瓶中,加水 20ml,加二甲酚橙指示剂 2 滴,然后滴加六次甲基四胺溶液,直至溶液呈现稳定的紫红色后,再多加 3ml,用 EDTA 滴定至溶液由紫红色刚变为亮黄色即为终点。

(三) 以 CaCO$_3$ 为基准物质标定 EDTA 溶液

1. 钙标准溶液的配制　准确称取 120℃干燥恒重的 CaCO$_3$ 0.5~0.6 g 于 150ml 烧杯中,加水润湿,然后滴加 3ml 6mol·L^{-1}HCl,待 CaCO$_3$ 完全溶解后,加热近沸,转移至 250ml 容量瓶中,稀释定容,摇匀。

2. EDTA 标准溶液的标定　用移液管移取 25.00ml 钙标准溶液于 250ml 锥形瓶中,加水 25ml,0.01 mol·L^{-1}MgCl$_2$ 溶液 2ml,10%NaOH 溶液 5ml 及少量(约米粒大小)钙指示剂,摇匀后用 EDTA 标准溶液滴定至由酒红色恰转变为蓝色即为终点。

五、注意事项

(1) 在酸性溶液中,六次甲基四胺(CH$_2$)$_6$N$_4$ 与其质子化的共轭碱(CH$_2$)$_6$N$_4$H$^+$构成缓冲对,能使溶液的酸度稳定在 pH=5~6 的范围内。

(2) 溶解 CaCO$_3$ 时需事先用水润湿,以防反应过于激烈使 CaCO$_3$ 飞溅损失。

(3) 加入少量的 Mg^{2+},并不干扰钙的测定,反而使终点比 Ca^{2+}单独存在时更敏锐。当 Ca^{2+}、Mg^{2+}共存时,终点由酒红色变为纯蓝色,而当 Ca^{2+}单独存在时,则由酒红色变为紫蓝色。

六、思考题

(1) 通常使用乙二胺四乙酸二钠盐配制 EDTA 标准溶液,为什么不用乙二胺四乙酸?

(2) 以金属锌为基准物质,二甲酚橙为指示剂标定 EDTA 溶液时,溶液的酸度应控制在什么范围? 若溶液为强酸性,应如何调节?

(3) 用 CaCO$_3$ 为基准物质,以钙指示剂指示终点标定 EDTA 时,如何控制溶液酸度?

(4)用 $CaCO_3$ 为基准物质标定 EDTA 溶液时，为什么加入少量镁溶液？

(5)配位滴定法和酸碱滴定法相比有哪些不同？实际操作中应注意哪些问题？

实验三十六 水硬度的测定

一、目的要求

(1)掌握 EDTA 法测定水的硬度的原理和方法。

(2)掌握铬黑 T 和钙指示剂的应用，了解金属指示剂的特点。

(3)了解水硬度的测定意义和常用硬度表示方法。

二、实验原理

水的硬度是指水中 Ca^{2+}、Mg^{2+} 离子的总含量。硬度分为暂时硬度和永久硬度。暂时硬度由钙、镁的酸式碳酸盐所产生，加热可使酸式碳酸盐转化碳酸盐沉淀。永久硬度由钙、镁的硫酸盐、氯化物、硝酸盐等产生。由镁离子形成的硬度称为镁硬度，由钙离子形成的硬度称为钙硬度。硬度有多种表示方法。一般直接用钙离子和镁离子的浓度表示水硬度，也有的将水中的盐类折算成 $CaCO_3$，以 $CaCO_3$ 的含量表示硬度，还有的将盐类合算成 CaO，以 CaO 的含量表示硬度。我国采用度(°)表示水的硬度，规定 Ca^{2+}、Mg^{2+} 的总浓度为 $1mmol·L^{-1}$ 时为 1 度，相当于 $100mg·L^{-1}$ 以 $CaCO_3$ 表示的硬度。通常把低于 4° 的水称为极软水，4°～8° 称为软水，8°～16° 称为中等硬水，16°～32° 称为硬水，大于 32° 称为超硬水。生活用水的总硬度一般不超过 25°。

测定水的总硬度，一般采用配位滴定法。以 EDTA 为标准溶液，借助于金属指示剂确定滴定终点。常用的金属指示剂为铬黑 T(EBT)，它在 pH 为 10 的 NH_3–NH_4Cl 缓冲溶液中呈蓝色，与 Ca^{2+}、Mg^{2+} 形成的配合物为酒红色。滴定反应如下(略去电荷)：

滴定前：Mg + EBT $\Longrightarrow$ Mg–EBT

滴定时：Ca + EDTA $\Longrightarrow$ Ca–EDTA   Mg + EDTA $\Longrightarrow$ Mg–EDTA

终点时：Mg–EBT (酒红色) + EDTA $\Longrightarrow$ Mg–EDTA + EBT (蓝色)

由于 $\lg K_s(Mg–EBT) > \lg K_s(Ca–EBT)$，因此滴定前，水样中加入铬黑 T，铬黑 T 优先与 Mg^{2+} 反应。又因为 $\lg K_s(CaY) > \lg K_s(MgY)$，所以滴定时 EDTA 与 Ca^{2+} 优先作用。当达到终点时，EDTA 夺取 Mg–EBT 中的 Mg^{2+}，形成 MgY 而将指示剂游离出来，溶液由酒红色变为纯蓝色。

钙硬度的测定与以 $CaCO_3$ 为基准物质标定 EDTA 的原理相同，由总硬度减去钙硬度即为镁硬度。

三、实验材料及试剂

1. 器材 50ml 酸式滴定管，25ml 移液管，250ml 锥形瓶，烧杯，试剂瓶。

2. 试剂 0.01mol·L⁻¹EDTA 标准溶液，NH₃-NH₄Cl 缓冲溶液(pH≈10)，10% NaOH 溶液，钙指示剂，铬黑 T 指示剂。

四、实验步骤

(一)总硬度的测定

量取澄清的水样 100ml 置于 250ml 锥形瓶中，加入 5ml NH₃-NH₄Cl 缓冲液，摇匀。再加入约 0.01g 铬黑 T 固体指示剂，再摇匀，此时溶液呈酒红色，以 0.01mol·L⁻¹ EDTA 标准溶液滴定至纯蓝色，即为终点。

(二)钙硬度的测定

量取澄清水样 100ml，放入 250ml 锥形瓶内，加 4ml 10% NaOH 溶液，摇匀，再加入约 0.01g 钙指示剂，再摇匀。此时溶液呈淡红色。用 0.01mol·L⁻¹EDTA 标准溶液滴定至纯蓝色，即为终点。

(三)镁硬度的确定

由总硬度减去钙硬度即得镁硬度。

五、注意事项

(1)配位反应进行较慢，因此滴定速度不宜过快，尤其临近终点时更应缓慢滴定并充分摇动。

(2)用 EDTA 测定水中的 Ca²⁺、Mg²⁺含量时，Al³⁺、Fe³⁺的存在会使结果偏高，可通过加入三乙醇胺消除，因为三乙醇胺能与 Al³⁺、Fe³⁺形成稳定的配合物，而不影响 Ca²⁺、Mg²⁺的测定。

(3)测定时若水温过低应将水样加热到 30~40℃再进行测定。

六、思考题

(1)滴定时为什么要加入 NH₃·H₂O-NH₄Cl 缓冲溶液？

(2)铬黑 T 指示终点的原理是什么？

(3)本实验中移液管是否要用去离子水润洗？锥形瓶是否要用去离子水润洗？

(4)根据你的测定结果说明所测水样属于哪种类型？

实验三十七　沉淀滴定法测定氯化钠的含量

一、目的要求

(1)熟悉沉淀滴定法的原理及操作方法。

(2)掌握吸附指示剂的变色原理及终点判断方法。

二、实验原理

本实验以荧光黄为指示剂,以 $AgNO_3$ 为标准溶液测定 NaCl 的含量,滴定反应为

$$Ag^+ + Cl^- \rightleftharpoons AgCl\downarrow$$

荧光黄属于吸附指示剂。吸附指示剂是一类有机染料,当其被沉淀吸附后,会发生颜色的变化。荧光黄(HFIn)为酸性有机染料,在水溶液中部分解离为带负电荷的 FIn^-。滴定终点前,由于 Cl^- 过量,AgCl 胶粒选择性吸附 Cl^- 带负电荷,无法与指示剂结合,溶液显示游离指示剂的黄绿色,终点时,过量的 Ag^+ 使 AgCl 胶粒的电性逆转,带负电荷的指示剂被 AgCl 胶粒吸附,生成粉红色的吸附化合物,溶液由黄绿色变为粉红色。变色反应可表示为

$$(AgCl) \cdot Ag^+ + FIn^- \Longrightarrow (AgCl) \cdot Ag^+ \cdot FIn^-$$
$$\text{(黄绿色)} \qquad \text{(粉红色)}$$

$AgNO_3$ 标准溶液用间接法配制,以 K_2CrO_4 作为指示剂,用基准物质 NaCl 进行标定,终点时,微过量的 Ag^+ 与 CrO_4^{2-} 反应析出砖红色 Ag_2CrO_4 沉淀,指示滴定终点。

三、实验器材及试剂

1. 器材 分析天平,称量瓶,烧杯,50ml 酸式滴定管,250ml 锥形瓶,250ml 容量瓶,25ml 移液管。

2. 试剂 NaCl 样品,NaCl(基准物质),$AgNO_3(S)$,荧光黄指示剂,2%糊精溶液,5%K_2CrO_4,指示剂。

四、实验步骤

(一)硝酸银标准溶液的配制和标定

1. $0.1mol \cdot L^{-1}AgNO_3$ 标准溶液的配制 称取 8.5g $AgNO_3$ 溶于 500ml 蒸馏水中,贮存于带玻璃塞的棕色试剂瓶中,摇匀,置于暗处。

2. $AgNO_3$ 标准溶液的标定 准确称取基准试剂 NaCl 约 0.13g,置于锥形瓶中,加 50ml 蒸馏水,溶解后,加 5% K_2CrO_4 指示剂 1ml,摇匀,用 $AgNO_3$ 标准溶液滴定至溶液呈微红色即为终点。平行测定 3 次,计算 $AgNO_3$ 标准溶液的浓度。

(二)氯化钠的测定

(1)准确称取氯化钠样品约 1.2g,置于 100ml 烧杯中,用少量蒸馏水溶解后,转入 250ml 容量瓶中,加水稀释至标线,摇匀。

(2)移取试样溶液 25.00ml,置于 250ml 锥形瓶中,加 20ml 蒸馏水,5ml 2%糊精,再加荧光黄指示剂 5～8 滴,在不断振摇下,用 $AgNO_3$ 标准溶液滴定至溶液从黄绿色变至粉红色沉淀为滴定终点。记录消耗的 $AgNO_3$ 标准溶液的体积。平行测定 3 次,计算样品中

NaCl 的百分含量。

五、注意事项

(1) AgNO₃ 具有腐蚀性，使用时请勿洒在手上和衣服上。

(2) 实验中加入糊精是防止形成大的沉淀颗粒，产生夹带效应使测定结果偏低。

(3) 由于卤化银易感光分解出金属银，使沉淀变为灰色或黑灰色，因此在实验过程中应避免强光的照射，否则影响终点观察，造成测量误差。

六、思考题

(1) 滴定氯化钠能否用曙红作指示剂？

(2) K_2CrO_4 指示剂的加入量对测定结果有何影响？

实验三十八 永停滴定法测定亚硝酸钠溶液的浓度

一、目的要求

(1) 掌握永停滴定法原理、操作及终点的确定。

(2) 熟悉永停滴定法的实验装置和实验操作。

二、实验原理

永停滴定法是一种电流滴定法，它是根据滴定过程中电流的变化来确定终点的方法。将双铂电极插入待测液中，在电极间加一低电压，与待测液构成电解池。若溶液中存在氧化还原电对，且随着滴定的进行，电对中氧化还原态的浓度发生变化，则电解电流将发生变化，通过观察滴定过程中电流的突变情况即可确定滴定终点。永停滴定法综合了氧化还原滴定和电位滴定的优点，装置简单，测定方便，终点指示准确。

本实验用对氨基苯磺酸作为基准物质，采用永停滴定法，测定 $NaNO_2$ 标准溶液的浓度。在酸性条件下，$NaNO_2$ 可与芳伯氨基化合物对氨基苯磺酸发生重氮化反应生成重氮盐，反应方程式如下：

$$SO_3H \text{—} \boxed{} \text{—} NH_2 + NaNO_2 + 2HCl \longrightarrow \left[SO_3H \text{—} \boxed{} \text{—} N \equiv N \right]^+ Cl^- + NaCl + 2H_2O$$

化学计量点前，亚硝酸钠与对氨基苯磺酸反应，溶液中不存在可逆电对，电路中没有电流通过。化学计量点后，稍过量的 $NaNO_2$ 与 H^+ 反应生成 HNO_2，HNO_2 与其微量分解产物 NO 形成可逆电对 HNO_2/NO，在两个铂电极上发生如下电解反应：

阳极：$NO + H_2O - e \rightleftharpoons HNO_2 + H^+$

阴极：$HNO_2 + H^+ + e \rightleftharpoons NO + H_2O$

电极间有电流通过，电流计指针偏转并不再回复，以此确定滴定终点。

三、实验器材及试剂

1. 器材 永停滴定仪，双铂电极，磁力搅拌器，容量瓶，100ml 烧杯，10ml 刻度吸管，量筒，25ml 酸式滴定管。

2. 试剂 $NaNO_2(S)$，无水 $Na_2CO_3(S)$，对氨基苯磺酸（基准物质），浓氨水，$6mol·L^{-1}HCl$，淀粉-KI 试纸。

四、实验步骤

（一）$NaNO_2$ 标准溶液的配制

称取 7.0g $NaNO_2$，0.10g 无水 Na_2CO_3，加水溶解，制成 1000ml 溶液，摇匀，得 $0.1mol·L^{-1}NaNO_2$ 标准溶液。

（二）$NaNO_2$ 标准溶液的标定

准确称取干燥至恒重的基准物质对氨基苯磺酸约 0.3g，置于烧杯中，加水 30ml 及浓氨水 3ml 溶解，之后加入 $6mol·L^{-1}$ 盐酸 20ml，混匀，在 30℃以下用 $0.1mol·L^{-1}NaNO_2$ 标准溶液迅速滴定，滴定时将滴定管尖端没入液面以下，以防生成的 NO 逸出，先将大部分 $NaNO_2$ 溶液快速滴入，边滴定边搅拌，近终点时，将滴定管尖端提出液面，用少量蒸馏水淋洗滴定管尖端，继续缓慢滴定，当电流计指针发生较大偏转，持续 1 分钟不回复时即为终点。平行测定 3 次，计算 $NaNO_2$ 标准溶液的浓度。

五、注意事项

（1）亚硝酸钠溶液在 pH=10 左右最稳定，在配制溶液时加入 0.1g Na_2CO_3 作为稳定剂。

（2）反应温度不得超过 30℃，若温度过高，重氮盐分解。

（3）重氮化滴定需要很强的酸度，否则，生成的重氮盐不稳定，可与游离氨类生成偶氮氨基化合物，使滴定结果偏低，加入盐酸的量需超过理论量的 2.5～5 倍。

（4）对于重氮化反应较慢的样品，可加溴化钾促进反应速度。

六、思考题

（1）滴定速度和溶液温度对测定结果有何影响？

（2）为什么用盐酸酸化，对浓度有什么要求？

（3）重氮化反应需要什么条件？

第六部分　仪器分析

仪器分析法主要分为光谱分析、电分析和色谱分析等三类。光谱分析包括原子吸收光谱法、原子发射光谱法、紫外-可见吸收光谱法、荧光光谱法、红外光谱法、核磁共振波谱法等；电分析包括电流分析、电位分析、电导分析法等；色谱分析包括气相色谱法、液相色谱法等。仪器分析法灵敏度高，检测限低，比较适合于微量、痕量和超痕量的测定，该法选择性好、操作简便、分析速度快、易于实现自动化和智能化。本部分实验包含可见-紫外、荧光、红外、色谱、旋光等常用分析方法，通过本部分学习，使学生掌握常用仪器分析方法的定性定量依据，熟悉各类方法的分析过程和适用范围，了解常用仪器的主要组成和使用方法，能够利用所学知识技能进行实验设计，为实际药物分析奠定良好的基础。

实验三十九　紫外-可见分光光度计的性能检查

一、目的要求

(1)掌握紫外可见-分光光度计的正确使用方法。
(2)熟悉仪器的技术指标和一般检查方法。
(3)了解分光光度计的构造。

二、实验原理

紫外-可见分光光度计是可在紫外-可见光区选择任意波长的光测定吸光度的仪器，可用于在紫外-可见区有吸收的样品的分析，可对样品进行光谱扫描和定量分析。

紫外-可见分光光度计的主要技术指标包括：波长准确度(精度)和重现性、吸光度线性误差、灵敏度、光度重现性、稳定性等。

三、实验器材及试剂

1. 器材　普析通用双光束紫外-可见分光光度计，1cm 石英比色皿，10ml 容量瓶，100ml 容量瓶，电子天平。

2. 试剂　$K_2Cr_2O_7(S)$，$CoCl_2(S)$，$CuSO_4(S)$，$0.05mol \cdot L^{-1}H_2SO_4$，$0.1mol \cdot L^{-1}HCl$。

四、实验步骤

(一)线性误差检查

在吸光度为 0.1～0.8(即透光率为 16%～18%)的范围内，用符合朗伯比尔定律的溶液进行吸光度测定，其溶液浓度与吸光度的误差应符合表 6-39-1 所示规定。

表 6-39-1　线性误差测定用的溶液浓度及测定波长

吸光度范围	线性误差
0.1～0.3	±6%以内
0.3～0.6	±3%以内
0.6～0.8	±4%以内

1. 标准溶液的配制　$K_2Cr_2O_7$ 溶液：准确称取 $K_2Cr_2O_7(M_r=294.22)$ 适量，用 $0.05mol \cdot L^{-1}H_2SO_4$ 溶解并稀释（2.829g $K_2Cr_2O_7$ 相当于 1g Cr）。

$CoCl_2$ 溶液：准确称取 $CoCl_2 \cdot 6H_2O(M_r=237.95)$ 适量，用 $0.1mol \cdot L^{-1}$ HCl 溶解并稀释（4.037g $CoCl_2 \cdot 6H_2O$ 相当于 1g Co）。

$CuSO_4$ 溶液：准确称取 $CuSO_4 \cdot 5H_2O(M_r=249.7)$ 适量，用 $0.05mol \cdot L^{-1}H_2SO_4$ 溶解并稀释（3.929g $CuSO_4 \cdot 5H_2O$ 相当于 1g Cu）。

以上每种溶液按表 6-39-2 配制成四个浓度。

表 6-39-2　线性误差测定用的溶液浓度及测定波长

溶液名称	溶液浓度/μg·ml^{-1}				测定波长/nm	备注
$K_2Cr_2O_7$	30	90	150	180	440	浓度以含 Cr 量计
$CoCl_2$	2000	4000	6000	8000	510	浓度以含 Co 量计
$CuSO_4$	2000	4000	6000	8000	690	浓度以含 Cu 量计

2. 检查法　用紫外-可见分光光度计分别测量以上各溶液的吸光度,每一浓度的溶液重复测量两次，吸光度取平均值，将吸光度与对应溶液浓度，按下列公式计算每种溶液的经验直线斜率 K_M。

$$\frac{A_1 + A_2 + A_3 + A_4}{c_1 + c_2 + c_3 + c_4} = K_M$$

式中 $c_1 \sim c_4$ 为含 M 金属的 4 个溶液浓度，$A_1 \sim A_4$ 为测得的相应吸光度的平均值，M 代表 Cr、Co 或 Cu。按下列公式计算出每一溶液的线性误差 α_M，应符合表 6-39-1 中的规定。

$$\alpha_M = \frac{A_i - K_M \cdot c_i}{K_M \cdot c_i} \times 100\% \qquad (i: 1、2、3、4)$$

(二)灵敏度试验

紫外-可见分光光度计的灵敏度是指吸光度的变化值与相应溶液浓度的变化值之比，其比值应符合表 6-39-3 所示规定。

表 6-39-3　灵敏度规定值

溶液名称	灵敏度(吸光度/μg·ml^{-1})	测定波长/nm
重铬酸钾	≥0.01/2.5	440
氯化钴	≥0.01/150	510
硫酸铜	≥0.01/150	690

用线性误差试验中得到的 K_M 值，分别计算仪器对 3 种金属的灵敏度 S_M，计算所得 S 值应≥0.01：$S_{Cr} = K_{Cr} \times 2.5$，$S_{Co} = K_{Co} \times 150$，$S_{Cu} = K_{Cu} \times 150$。

（三）重现性试验

在同一工作条件下，用同一份溶液连续重复测定五次，其透光率的最大读数与最小读数之差应不大于 0.5%。

将波长固定在 690nm 处，采用蒸馏水作空白，校准透光率 100%（不再调整），对含铜量 2000μg·ml^{-1} 的 CuSO$_4$ 标准溶液，在 2min 内连续测定 5 次，其最大读数与最小读数之差，应不超过上述规定值。

五、注意事项

（1）比色皿内溶液以满至皿高的 2/3 为宜，不可过满以防止液体溢出，使仪器受损，也不可过低，防止测不到待测溶液的吸光度。

（2）测定时应使用擦镜纸将比色皿外壁擦净。透光面必须保持十分洁净，取放时切勿手捏透光面，也不得将比色皿的透光面与硬物或脏物接触。

（3）比色皿用后应及时从仪器内取出，不得长期在样品池架内存放，用自来水及蒸馏水洗净后，倒立晾干。比色皿不能用毛刷刷洗，必要时可用有机溶剂洗涤。

六、思考题

（1）同组比色皿透光率的差异对比色测定有什么影响？

（2）检查分光光度计的性能指标有什么实际意义？

实验四十　紫外分光光度法测定马来酸氯苯那敏的

含量均匀度

一、目的要求

（1）掌握含量均匀度检查的原理、操作方法及判定式。

（2）掌握紫外分光光度法测定含量均匀度的方法。

二、实验原理

含量均匀度检查是固体制剂的特殊检查项目。其含义系指小剂量或单剂量的片剂、胶囊剂、膜剂或注射用无菌粉末等的每片（个）的含量偏离标示量的程度。小剂量主药（25mg 以下）分布在大量附加剂中，由于工艺和操作的关系，常使片剂中主药的含量出现不均匀状态，仅仅采用重量差异法检查小剂量片剂，无法准确反映主药含量的均匀程度。1965 年美国药典第 17 版(USP, ⅩⅦ)首次规定了 7 个片剂品种的含量均匀度检查法，1985 年，中国药典(ChP85)开始收载含量均匀度检查项目。

中国药典 ChP2010 含量均匀度测定方法为：除另有规定外，取供试品 10 片(个)，按照各品种规定的方法，分别测定每片(个)以标示量为 100 的相对含量 x，求其平均值 $\bar{x}$ 和标准差 s 以及标示量与均值之差的绝对值 $d = 100 - x$，根据下述原则判断供试品的含量均匀度是否符合规定：

(1)若 $d + 1.80s \leqslant 15.0$，则符合规定；

(2)若 $d+s > 15.0$，则不符合规定；

(3)若 $d+1.80s > 15.0$，且 $d+s \leqslant 15.0$，则需再取 20 片(个)进行复试，计算 30 个片(个)的均值 $\bar{x}$ 和标准差 s 以及标示量与均值之差的绝对值 d。若 $d + 1.45s \leqslant 15.0$，则符合规定；若 $d+1.45s > 15.0$，则不符合规定。

本实验以马来酸氯苯那敏($C_{16}H_{19}ClN_2 \cdot C_4H_4O_4$)片为供试品，检查其含量均匀度。马来酸氯苯那敏片为白色片剂，最大吸收波长 $\lambda_{max} = 264nm$，含马来酸氯苯那敏应为标示量的 93.0%～107.0%，标示量：4mg。

三、实验器材及试剂

1. 器材 紫外-可见分光光度计，1cm 石英比色皿，250ml 容量瓶，漏斗，锥形瓶，玻璃棒。

2. 试剂 盐酸[①]，马来酸氯苯那敏片(规格 4mg)。

四、实验步骤

(一)供试品溶液的制备

取马来酸氯苯那敏 1 片，置于 250ml 容量瓶中，加水约 50ml，振摇使之崩解后，加盐酸 2ml，用水稀释至刻度，摇匀，静置，过滤，取滤液作为供试品溶液。

(二)空白溶液的制备

在 250ml 容量瓶中，加盐酸 2ml，加水稀释至刻度，摇匀，作为空白溶液。

(三)样品含量测定

取供试品溶液，以空白溶液为参比，在 264nm 波长处测定溶液的吸光度，以 $C_{16}H_{19}ClN_2 \cdot C_4H_4O_4$ 的吸收系数 $E_{1cm}^{1\%} = 217$ 计算含量，判断药品均匀度是否符合规定。

五、注意事项

(1)经检查含量均匀度检查的制剂一般不再进行重(装)量差异检查。

---

①234ml 浓盐酸稀释至 1000ml。

(2)供试品的主药必须完全溶解，测定时应取滤液作为供试品溶液。

六、思考题

(1)含量均匀度检查有何意义？
(2)测定药品含量，为什么取滤液测定？

实验四十一　双波长分光光度法测定复方磺胺甲噁唑含量

一、目的要求

(1)掌握双波长分光光度法测定的基本原理。
(2)熟悉多组分复方制剂不经分离直接测定各组分含量的方法。

二、实验原理

当吸收光谱重叠的两组分共存时，若要消除 b 组分的干扰测定 a 组分，可在 b 组分的吸收光谱上选择两个吸光度相等的波长 λ_1 和 λ_2，测定混合物的吸光度差值 ΔA，即可计算出组分 a 的含量。

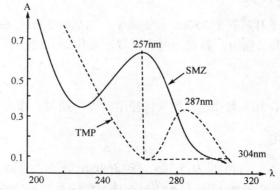

图 6-41-1　磺胺甲噁唑和甲氧苄氨嘧啶紫外吸收光谱图

$$\Delta A^{a+b} = A^{a+b}_{\lambda_1} - A^{a+b}_{\lambda_2} = A^a_{\lambda_1} + A^b_{\lambda_1} - (A^a_{\lambda_2} + A^b_{\lambda_2}) = (E^a_{\lambda_1} - E^a_{\lambda_2})c_a l + (E^b_{\lambda_1} - E^b_{\lambda_2})c_b l$$

因为：$E^b_{\lambda_1} = E^b_{\lambda_2}$，所以：$\Delta A^{a+b} = (E^a_{\lambda_1} - E^a_{\lambda_2})c_a l = \Delta E^a c_a l$

例如，双波长法测定复方新诺明片中磺胺甲噁唑（SMZ）含量时，波长的选择如图 6-41-1 所示：SMZ 在 257nm 处有最大吸收；甲氧苄氨嘧啶（TMP）在 257nm 吸收较小，其等吸收波长为304nm；SMZ 在这两波长处的吸收度差异大，所以选择 257nm 为 SMZ 的测定波长 λ_1，304nm 为参比波长 λ_2。

$A_{257} = A^S{}_{257} + A^T{}_{257}$，$A_{304} = A^S{}_{304} + A^T{}_{304}$

$\Delta A = A_{257} - A_{304} = \Delta E^S \cdot c$

ΔA 与 c 成正比。据此，可得 SMZ 含量。

三、实验器材及试剂

1. 器材 双光束紫外-可见分光光度计，1cm 石英比色皿，50ml、100ml 容量瓶，电子天平。

2. 试剂 磺胺甲噁唑对照品，甲氧苄氨嘧啶对照品，乙醇，0.4%NaOH，复方磺胺甲噁唑片剂。

四、实验步骤

(一)对照品溶液的配制

1. 甲氧苄氨嘧啶(TMP)对照品溶液的配制 准确称取甲氧苄氨嘧啶对照品 10mg，用无水乙醇溶解并定容至 100ml；量取该溶液 1.00ml 置于 50ml 容量瓶中，用 0.4%NaOH 溶液稀释至刻度，摇匀。

2. 磺胺甲噁唑(SMZ)对照品溶液的配制 准确称取磺胺甲噁唑对照品 50mg，用无水乙醇溶解并定容至 100ml，量取该溶液量取 1.00ml 置于 50ml 容量瓶中，用 0.4%NaOH 溶液稀释至刻度，摇匀。

(二)SMZ 波长的选定和 ΔE 的测定

1. SMZ 测定波长的选定 对 SMZ 对照品溶液进行光谱扫描，找到 SMZ 的最大吸收波长 λ_1；对 TMP 对照品溶液进行光谱扫描，找到与 λ_1 处吸收度相等的另一波长 λ_2。

2. SMZ ΔE 的测定 在 λ_1 和 λ_2 处分别测定 SMZ 对照品溶液的 A_1 和 A_2，计算 SMZ 的 ΔE 值

(三)复方新诺明片中 SMZ 含量测定

取本品 20 片，称重，研细，准确称取粉末适量(约相当于 50mg SMZ)，加入适量无水乙醇，振摇，溶解后，转入 100ml 容量瓶中，用无水乙醇稀释至刻度，摇匀，过滤，弃去初滤液，准确量取 1.00ml 续滤液于 50ml 容量瓶中，以 0.4%NaOH 溶液稀释至刻度，在 λ_1 和 λ_2 的波长处测定样品的吸光度 A_1 和 A_2，以它们的差值 ΔA 计算样品浓度。

五、注意事项

(1)测定前应先检查仪器波长是否准确，必要时需进行校正。

(2)过滤时，由于滤纸等过滤设施可能含有少量杂质，最先被过滤下来的滤液纯净度不够，把初滤液倒掉之后继续采集到的续滤液才能进行下一步的测定。

六、思考题

(1)多组分复方制剂采用双波长分光光度法测定时，如何选择合适的测定波长？

(2)双波长分光光度法有何优点？

实验四十二　硫酸奎宁的激发光谱与发射光谱的测定

一、目的要求

(1)掌握荧光分光光度法的基本原理。

(2)掌握激发光谱和发射光谱的概念及其测定方法。

(3)熟悉荧光分光光度计的使用方法。

二、实验原理

分子在常温下通常处于基态最低振动能级，产生荧光的原因是荧光物质的分子吸收了特征频率的光能后，由基态跃迁至较高能级的激发态，处于激发态的分子，通过非辐射途径跃回至第一激发态的最低振动能级，然后再以发射辐射的形式去活，跃回至基态各振动能级，发射出荧光。荧光是物质吸收光的能量后产生的，因此任何荧光物质都具有两种光谱：激发光谱和发射光谱。

物质的激发光谱和发射光谱是定性分析的依据，也是定量测定时选择激发波长 λ_{ex} 和发射波长 λ_{em} 的依据。在荧光分析法中，一般最大激发波长 λ_{ex} 和最大发射波长 λ_{em} 是最灵敏的光谱条件。

硫酸奎宁分子具有喹啉环结构，其结构如下：

硫酸奎宁能产生较强的荧光，并且稳定性好，因此可以用荧光分光光度计测定其激发光谱和发射光谱。

三、实验器材及试剂

1. 器材　WGY-10 型荧光分光光度计，电子天平，超声清洗器，1cm 石英比色皿，10ml

容量瓶，1000ml 容量瓶，10ml 刻度吸管。

2. 试剂　硫酸奎宁对照品，0.05mol·L^{-1}H$_2$SO$_4$。

四、实验步骤

(一) 1.0μg·ml^{-1} 硫酸奎宁标准溶液的配制

准确称取 12.1mg 硫酸奎宁二水合物，用 0.05mol·L^{-1}H$_2$SO$_4$ 溶液定容至 1000ml。取此溶液 1.00ml，用 0.05mol·L^{-1}H$_2$SO$_4$ 溶液定容至 10.00ml 即得 1.00μg·ml^{-1} 硫酸奎宁标准溶液。

(二) 测定激发光谱

1. 开机　依次打开荧光分光光度计主机电源开关，氙灯、钨灯开关，启动计算机，进入 Windows 操作系统；仪器预热 30min 后，双击桌面上工作站图标，进入应用软件的主窗口，进行仪器自检，如图 6-42-1。

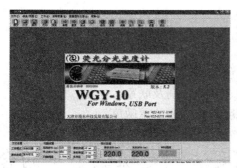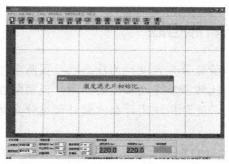

图 6-42-1　WGY-10 荧光分光光度计开机界面

2. 实验参数设定　先选择工作模式：激发扫描，激发波段：紫外可见，起始波长为 220nm，终止波长为 600nm，扫描间隔为 1nm，依次设定激发狭缝，发射狭缝等其他参数。在工作菜单中，选择发射波长检索，输入固定检测的发射波长 430nm，如图 6-42-2。

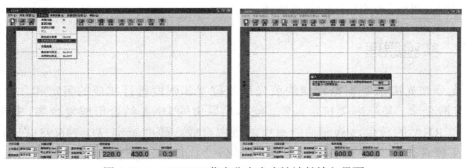

图 6-42-2　WGY-10 荧光分光光度计波长输入界面

3. 激发光谱扫描　将硫酸奎宁标准溶液置于石英吸收池中，点击工作栏中单程扫描，即可获得溶液的激发光谱和最大激发波长。

（三）测定发射光谱

选择工作模式为发射扫描，在工作菜单中，选择激发波长检索，输入固定检测的激发波长 360nm。其他条件不变，进行发射波长扫描，获得溶液的发射光谱和最大发射波长。

（四）关机

从主页的菜单选择退出，先退出测定程序，依次关闭氙灯、钨灯、荧光分光光度计、计算机，约 10min 后关主机总开关。

五、注意事项

（1）开机时，先开主机开关，再开氙灯，最后再开计算机；关机时，先关氙灯，再关计算机，最后关主机总开关。

（2）硫酸奎宁溶液必须当天配制，避光保存。

六、思考题

（1）荧光分光光度计为什么要设置两个单色器？两个单色器的位置如何放置？

（2）比较激发光谱和发射光谱，说明两者之间的区别及联系。

（3）荧光分析法为什么比紫外可见分光光度法有更高的灵敏度？

实验四十三　荧光分光光度法测定硫酸奎宁的含量

一、目的要求

（1）掌握荧光分光光度法测定硫酸奎宁的方法。

（2）熟悉外标标准曲线法的具体操作。

二、实验原理

荧光分光光度法是根据物质的荧光谱线位置和强度进行物质的鉴定和含量测定的方法。硫酸奎宁，是喹啉类抗疟药物，能与疟原虫的 DNA 结合形成复合物，抑制 DNA 的复制和 RNA 的转录，从而抑制原虫的蛋白合成。硫酸奎宁（$M_r=746.93$）在稀硫酸溶液中显蓝色荧光，其荧光强度与浓度成正比，因而可采用荧光分光光度法测定硫酸奎宁的含量。实验中以荧光强度为纵坐标，硫酸奎宁对照品溶液的浓度为横坐标绘制工作曲线。然后在同样条件下测定试样溶液的荧光强度，由工作曲线求出试样中硫酸奎宁的含量。

三、实验器材及试剂

1. 器材　WGY-10 型荧光光度计，电子天平，超声清洗器，1cm 石英比色皿，50ml 容量瓶，1000ml 容量瓶，10ml 刻度吸管。

2. 试剂　硫酸奎宁对照品，0.05mol·L^{-1} H_2SO_4，硫酸奎宁原料药。

四、实验步骤

(一)硫酸奎宁标准系列溶液的配制

准确称取 100mg 硫酸奎宁，用 0.05mol·L^{-1} H_2SO_4 溶解，冷却后，转移至 1000ml 容量瓶中，加 0.05mol·L^{-1} H_2SO_4 定容，摇匀，置暗处保存，得硫酸奎宁标准贮备液，浓度为 100mg·L^{-1}。移取硫酸奎宁标准贮备液 0.00、0.25、0.50、1.00、2.00、3.00、4.00ml 分别置于 50ml 容量瓶中，用 0.05mol·L^{-1} H_2SO_4 稀释至刻度线，摇匀，并标记为 0、1、2、3、4、5、6 号标准溶液，放置暗处待用。

(二)样品储备溶液的配制

准确称取硫酸奎宁原料药约 0.15g，以 0.05mol·L^{-1} H_2SO_4 溶解，并稀释定容至 500ml，超声助溶 10min。将此溶液过滤，弃去初滤液，准确量取续滤液 1.00ml，置于 100ml 容量瓶中，加 0.05mol·L^{-1} H_2SO_4 至刻度，摇匀。

(三)测定

1. 波长的选择　选 2 号标准系列溶液，分别扫描激发光谱和发射光谱，如图 6-43-1。选定其最大激发波长和最大发射波长。

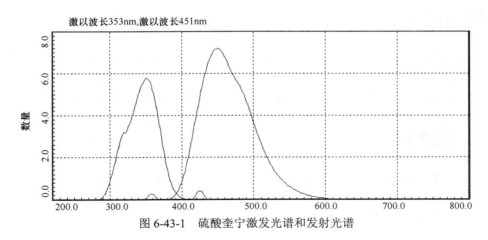

图 6-43-1　硫酸奎宁激发光谱和发射光谱

2. 绘制工作曲线　设定激发波长为 353nm，发射波长为 451nm，按顺序测定 0 到 6 号标准溶液的荧光强度 F_0、F_1、F_2、…、F_6，以荧光强度为纵坐标，以浓度值为横坐标绘制工作曲线或求出回归方程，如图 6-43-2。

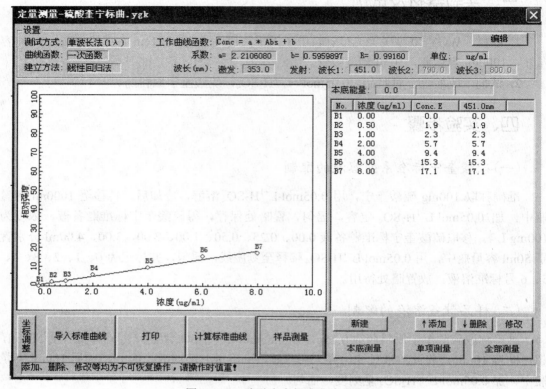

图 6-43-2　硫酸奎宁标准曲线方程

3. 样品测定　将盛有样品溶液的比色皿置于测定槽中，点击"样品测量"，测定溶液的荧光值，计算硫酸奎宁的百分含量。

五、注意事项

（1）荧光分析法的灵敏度非常高，操作过程中要防止荧光猝灭。

（2）仪器应预热 30min 后，再进行操作。

（3）硫酸有腐蚀性，测定时，比色皿外壁应擦净并加盖后，再放入测定槽中。

六、思考题

（1）影响荧光强度的主要因素有哪些？

（2）绘制工作曲线时需要注意什么问题？

实验四十四　红外光谱仪测定己二酸的结构

一、目的要求

(1)掌握红外光谱法的基本原理和定性方法。

(2)掌握测定红外光谱时固体试样的制备方法。

(3)了解红外光谱仪的基本结构和使用方法。

二、实验原理

红外吸收光谱是指 $2.5 \sim 25\mu m$ ($4000 \sim 400cm^{-1}$) 的中红外区的红外光与物质的分子相互作用时，其能量与分子的振转能量差相当，引起分子由低能态过渡到高能态，即所谓的能级跃迁，某些特定波长的红外光被物质的分子吸收。记录在不同的波长处物质对红外光的吸收强度，就得到了物质的红外吸收光谱。由于不同物质具有不同的分子结构，就会吸收不同波长的红外光而产生相应的红外吸收光谱。红外光谱具有特征性和指纹性。根据特征吸收峰的位置、数目、相对强度和形状(峰宽)等参数，能够推断物质中存在哪些基团，从而可以对物质进行定性鉴别和结构分析；根据特征吸收峰的强度，利用 Lamber-Beer 定律，可以对物质进行定量分析。

红外光谱仪主要有如下几个部分组成：红外光源、分光元件(棱镜或光栅、干涉仪)、样品腔、检测器、数据处理系统。具体使用方法参照仪器自带说明书。

红外光谱测定最常用的试样制备方法是溴化钾压片法(药典收载品种 90%以上药物用此法压片)，为减少对测定结果的影响，所用 KBr 最好应为光学试剂级，至少也要分析纯级。使用前应适当研细至 200 目以下，并在 120℃以上烘 4h 以上后置干燥器中备用。如发现结块，则应重新干燥。制备好的空 KBr 片应透明，与空气相比，透光率应在 75%以上。试样的制备可根据样品的状态而定。

(1)对于固体样品，通常采用压片法，个别采用糊法。

(2)对于液体样品，不易挥发及黏度大的，可用液膜法直接涂在空白片上绘制图谱；易挥发的可采用夹片法，把液体样品适量均匀地涂在两个 KBr 片之间，使成 $1 \times 10^{-4}cm \sim 50 \times 10^{-4}cm$ 厚的液层，再将两个 KBr 片放于支架中绘制图谱。

(3)试样的浓度和测试厚度应选择适当，以使光谱图中的大多数吸收峰的透射比处于 10%～80%范围内。

在压片制样过程中，物料必须磨细并混合均匀，加入模具中需均匀平整，否则不易获得透明均匀的片子。溴化钾极易受潮，因此制样操作应在低湿度环境中或在红外灯下进行。在制样时应尽量避免引入杂质，并掌握好样品与 KBr 的比例以及锭片的厚度，以得到一个质量好的透明的锭片。

三、实验器材及试剂

1. 器材 WQF-510 傅立叶变换红外光谱仪，红外专用压片机，红外灯，压片模具，玛瑙研钵。

2. 试剂 己二酸(纯度 > 98%)，光谱纯 KBr 粉末。

四、实验步骤

(一)红外光谱的测定

(1)取灯照干燥的 KBr 约 100mg，在干净的玛瑙研钵中研磨成细粉，移入压片机后压片，将压好的空白样品装载到试样环上测试，作为空白对照。

(2)称取样品 1～2mg，加入 200 目的 KBr 粉末 200mg，于红外灯下在玛瑙乳钵中研磨均匀，装入压片模具，在抽真空状态下用油压机以 27MPa 的压力压制 2min，然后用镊子小心取下压片(厚度约 1mm)装入样品架。

(3)打开红外仪、预热平衡，再打开计算机、进入红外工作站，设置相关参数。

(4)将样品架置于样品窗口，进行红外扫描测定。

(二)结果处理

(1)根据测得的红外光谱确定固体试样中的特征官能团。

(2)把测得的红外光谱图与标准谱图比较，确定其结构。

五、注意事项

(1)试样纯度应在98%以上，不纯会给图谱解析带来困难，有时会造成误诊。样品应干燥，水本身有红外吸收，会严重干扰样品光谱，而且会侵蚀吸收池的盐窗。

(2)空白片通常采用 KBr 为分散剂，当被测样品为盐酸盐类物质时，应采用 KCl，避免发生离子交换现象，使指纹区图谱发生改变。

六、思考题

(1)压片法制样时，为什么要将固体试样研磨至颗粒粒度约为 2 μm？

(2)用溴化钾压片法制样时，对试样的制片有何要求？

(3)在测定固体红外谱图时，如果没有把水分完全除去，对实验结果有什么影响？

(4)在用红外光谱测定和分析物质结构时，谱图解析应遵循哪些规则？

实验四十五　阿司匹林红外光谱的测定

一、目的要求

(1)掌握溴化钾压片法制作固体试样的方法。
(2)了解红外光谱鉴定药物的一般过程。

二、实验原理

阿司匹林化学名为 2-(乙酰氧基)苯甲酸 其结构式如下：

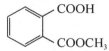

其结构中存在羧基、酯基、苯环及甲基，在红外光谱图中显示特征的吸收峰。与紫外吸收光谱比较，红外吸收光谱更具指纹特征性。选择阿司匹林固体样品，绘制其红外光谱图，并对光谱进行解析，然后与标准 Sadtler 红外光谱图进行比对，应一致。

三、实验器材及试剂

1. 器材 WQF-510 傅立叶变换红外光谱仪，红外压片机，红外灯，压片模具，玛瑙研钵。

2. 试剂 阿司匹林(纯度 >98%)，光谱纯 KBr 粉末。

四、实验步骤

(一)KBr 薄片本底扫描

取少量固体 KBr,将其放入玛瑙研钵中,在红外灯的照射下充分研磨均匀,并烘烤10min左右。取约 100mg 装入压片模具中，置于红外专用压片机上，于15MPa 压力下压 3min 后,从模具中取出，此时，KBr 薄片应是透明薄片。将此片装入样品架上，插入红外光谱仪的试样安放处，在 $4000cm^{-1} \sim 400cm^{-1}$ 范围内进行波数扫描。

(二)阿司匹林样品扫描

称取干燥的阿司匹林试样约 1mg，置于玛瑙研钵中，在红外灯照射下充分研磨。然后加入干燥的 KBr 粉末约 200mg,研磨混匀,并将其在红外灯下烘烤 10min 左右。取出 100mg,按步骤 1 同法操作，即得阿司匹林的红外光谱图。阿司匹林的标准红外光谱如图 6-45-1 所示。

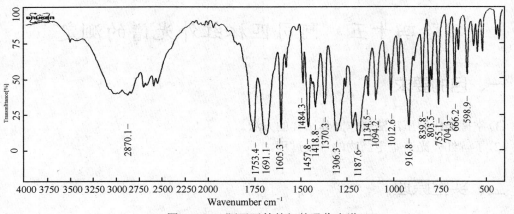

图 6-45-1 阿司匹林的红外吸收光谱

（三）图谱解析

阿司匹林红外特征吸收峰归属见表 6-45-1。

表 6-45-1 阿司匹林红外特征吸收峰归属

峰位（cm^{-1}）	归属
3300～2300	v_{O-H}（羧基）
1760，1690	$v_{C=O}$（羧酸酯和羧酸）
1610，1570，1480，1460	$v_{C=C}$（苯环）
1310，1230，1180	v_{C-O}（羧酸酯和羧酸）
775	$\delta_{\varphi H}$（邻位取代苯环）

（四）与标准谱图比对

阿司匹林的红外吸收光谱图应与标准谱图相一致。

五、注意事项

（1）在压片制样时，物料必须磨细并混合均匀，加入模具中需均匀平整，且量不能太多，否则不易获得透明均匀的片子。若局部发白，说明晶片不均匀。

（2）溴化钾极易受潮，使用前需干燥，制样操作应在低湿度环境中或在红外灯下进行。

六、思考题

（1）红外吸收图谱中，吸收峰为什么是倒峰？

（2）傅立叶变换红外光谱仪能做液体、气体样品吗？

实验四十六 原子吸收分光光度法检查肝素钠中钾盐的限量

一、目的要求

(1)掌握原子吸收分光光度计的测定原理。

(2)熟悉用原子吸收分光光度计的使用。

(3)熟悉原子吸收分光光度法进行杂质检查的原理和方法。

二、实验原理

原子吸收分光光度法是将待测元素的溶液在高温下进行原子化变成原子蒸气,当待测元素的特征谱线穿过一定厚度的原子蒸气时,光的一部分被蒸气中的基态原子所吸收,透射光经单色器分光,由检测器测量减弱后的光强度,根据朗伯-比尔定律即可求得待测元素的浓度。

原子吸收分光光度计主要由空心阴极灯、原子化器、单色器、检测器和数据处理系统等五部分组成。根据原子化的方式不同,原子吸收法分为火焰原子吸收法和石墨炉原子吸收法。原子吸收法主要用于测定金属元素,该法检出限低、准确度高、选择性好、分析速度快、应用范围广,可测定的元素多达 70 多个。

药物中微量金属杂质的限量检查可采用原子吸收分光光度法。所谓杂质限量检查就是测定药物中的杂质含量是否在规定的限量以内。本实验用原子吸收分光光度计,利用标准加入法对肝素钠中的微量杂质钾进行限量检查。标准加入法是原子吸收法中杂质限量检查的常用测定方法,即将一定量已知浓度的标准溶液加入待测样品中,测定加入前后样品的吸光度以求出样品浓度的方法。这种方法中的标准品与样品溶液基体相似,可以有效地消除基体干扰。

三、实验器材及试剂

1. 器材 TAS-990 型原子吸收分光光度计,空气压缩机,乙炔钢瓶,50ml、100ml、1000ml 容量瓶,5ml 吸量管。

2. 试剂 肝素钠试样,KCl(S)。

四、实验步骤

(一)KCl 标准溶液的配制

准确称取在 150℃干燥 1h 的分析纯氯化钾 0.2000g,加水溶解,定量转移至 1000ml 的容量瓶中，并稀释至刻度，摇匀。

(二)仪器工作条件

钾空心阴极工作电流：10mA；光谱通带宽度：0.7nm；波长：766.5nm；乙炔气流量：2.2L·min^{-1}。

(三)测定

取肝素钠试样 0.10g，置于 100ml 容量瓶中，加水溶解并稀释至刻度，摇匀，作为供试品溶液。另吸取标准氯化钾溶液 5.00ml 置于 50ml 容量瓶中，加供试品溶液稀释至刻度，摇匀，作为对照溶液。在 766.5nm 的波长处分别测定两溶液的吸光度，对照溶液的测得值为 a，在相同测定条件下供试品溶液的测得值为 b，中国药典规定 b 值应小于 $(a-b)$。

五、注意事项

(1)气体导管、雾化室、燃烧器均应保持清洁。气体导管的所有接头应保证无漏，且气体压力恒定。

(2)每测定一份溶液后，均用去离子水喷入火焰，充分冲洗灯头并调零。

六、思考题

(1)原子吸收分光光度法主要的测定条件有哪些？对测定结果各有何影响？

(2)本实验中杂质钾盐的限量是多少？

实验四十七　气相色谱法测定酊剂中的乙醇

一、目的要求

(1)掌握用内标法进行定量及计算的方法。

(2)掌握测定酊剂中乙醇含量的方法。

(3)熟悉气相色谱仪的操作。

二、实验原理

气相色谱法(GC)是以气体为流动相的色谱分析方法，主要用于分离分析易挥发的物质。气相色谱仪一般由：气路系统、进样系统、色谱柱系统、检测记录系统和控制系统组成。本实验中所使用的色谱柱 PEG-20M 是常用的聚二醇类固定液，因此该气相色谱法为气液色谱法属于分配色谱，其分离机制是利用被分离组分在两相中的溶解度的不同，即分配系数的差别而实现分离。酊剂系指药材用规定浓度的乙醇提取或溶解而制成的澄清液体制剂，可采用气相色谱法检查酊剂中的乙醇含量。在分析中，许多有机化合物的校正因子未知，此时可采用已知浓度对照法进行定量。先配制已知浓度的样品标准溶液，将一定量的内标物加入其中，再按相同比例将内标物加入未知浓度的试样中。分别进样，记录色谱图，由下式可计算试样中待测组分的含量。

$$c_{i试样} = \frac{(A_i/A_s)_{试样}}{(A_i/A_s)_{标准}} \times c_{i标准}$$

三、实验器材及试剂

1. 器材　气相色谱仪(科晓 GC-1690 型)，1μl 微量注射器，5ml、10ml 移液管，100ml 量瓶。
2. 试剂　无水乙醇，无水丙醇，酊剂样品。

四、实验步骤

(一)实验条件

色谱柱：PEG-20M(2m×3mm)；柱温：90℃；
气化室温度：140℃；检测器温度：120℃；
载气：N_2：$9.8×10^4$Pa；H_2：$5.88×10^4$Pa；空气：$4.88×10^4$Pa；
进样量：0.5μl。

(二)溶液配制

1. 对照溶液配制　准确吸取无水乙醇 5ml 及无水丙醇 5ml，置于 100ml 容量瓶中，加水稀释至刻度，摇匀。
2. 样品溶液的配制　准确吸取酊剂样品 5ml 及无水丙醇 5ml，置于 100ml 容量瓶中，加水稀释至刻度，摇匀。

(三)测定

在上述色谱条件下，取对照溶液与样品溶液分别进样 0.5μl，记录色谱图。

(四)数据处理

将色谱图上有关数据列表，并求试样中乙醇的含量。

$$c_{i试样}(\%) = \frac{(A_i/A_s)_{试样} \times 10}{(A_i/A_s)_{标准}} \times 5.00\%$$

式中，A_i、A_s 分别为乙醇和丙醇的峰面积，10 为稀释倍数，5.00%为对照溶液中乙醇的百分含量(V/V)。

五、注意事项

(1)从微量注射器移取溶液时，必须注意液面上气泡的排除。抽液时应缓慢上提，若有气泡，可将注射器针尖向上，使气泡上浮后推出。

(2)吸取试样的注射器，用后需要用乙醇溶液反复洗净，以免针孔堵塞。

六、思考题

(1)本实验选取丙醇作为内标，它应符合哪些要求？

(2)在什么情况下可采用内标对比法？该法进样是否要十分准确？

实验四十八　高效液相色谱仪的性能检查和色谱参数测定

一、目的要求

(1)掌握 HPLC 性能检查和色谱参数测定的方法。

(2)熟悉 HPLC 的一般使用方法。

二、实验原理

高效液相色谱法(High Performance Liquid Chromatography，HPLC)是以高压输送流动相，采用高效固定相及高灵敏度检测器的现代液相色谱分析方法，具有高分离效率、高选择性、高灵敏度等优点。高效液相色谱仪主要包括输液系统、进样系统、色谱柱系统、检测系统和数据处理系统。

(一)高效液相色谱仪的性能参数

高效液相色谱仪要求流量精确和检测灵敏等，对多项技术参数均有一定的要求，因此需对其性能指标进行检查，以保证检测结果的准确性和可靠性，其主要性能指标包括：

1. 流量精度 HPLC 流量的重复性，要求流量精度高且稳定，以多次测定流量的相对标准差表示，其 RSD 应小于 0.5%。

2. 噪音 各种偶然因素引起的基线波动。噪声的大小用基线最大波动值衡量(谷-峰)，以毫伏或安培为单位。

3. 漂移 基线一定时间内向一定方向缓慢变化的程度。以单位时间内基线的变化程度来表示。

4. 保留时间的重复性 相同条件下，同一组分多次进样时保留时间的重复性，以被分离组分的保留时间的相对标准差来表示，其 RSD 应小于 1.0%。

5. 峰面积(峰高)重复性 相同条件下，同一组分多次进样时色谱峰面积(或峰高)的重复性，以被分离组分的峰面积(或峰高)的相对标准差来表示，其 RSD 应小于 2.0%。

(二)色谱参数

实验中需要测定高效液相色谱的柱效参数和分离参数等，本实验主要测定下列参数：

1. 柱效参数

理论塔板数：

$$n = 5.54(\frac{t_R}{W_{1/2}})^2$$

理论板高：

$$H = \frac{L}{n}$$

有效板数：

$$n_{eff} = 5.54(\frac{t_R'}{W_{1/2}})^2$$

2. 分离参数

保留因子：

$$k = \frac{t_R'}{t_0} = \frac{t_R - t_0}{t_0} = K\frac{V_s}{V_m}$$

分配系数比(分离因子)：

$$\alpha = \frac{K_2}{K_1} = \frac{k_2}{k_1}$$

分离度：

$$R = \frac{2(t_{R2} - t_{R1})}{W_1 + W_2}$$

其中，t_R 为保留时间，t_R' 为调整保留时间，t_0 为死时间，W 为峰宽，$W_{1/2}$ 为半峰宽，L 为柱长，K 为分配系数，V_s 为柱内固定相体积，V_m 为柱内流动相体积。

三、实验器材及试剂

1. 器材 HPLC，C_{18} 色谱柱，10ml 容量瓶，秒表。

2. 试剂 甲醇(色谱纯)，色谱用水，甲苯，萘，苯磺酸钠。

四、实验步骤

(一)检查

观察 HPLC 的基本组成和工作过程，检查仪器是否准备好。

(二)流量精度的测定

表 6-48-1 数据记录

| 规定流量 1.0ml·min⁻¹ | 测得流量 | | | | | 平均值 | SD | RSD | 结论 |
	1	2	3	4	5				
t/10ml									
ml·min⁻¹									

在规定流量为 $1.0ml \cdot min^{-1}$，测定流量，用 10ml 容量瓶在出口处收集流出液。准确记录收集 10ml 流出液的时间，换算成流速($ml \cdot min^{-1}$)，重复测定 5 次。按表 6-48-1 记录。

（三）基线稳定性的测定

（1）色谱条件

色谱柱：C_{18} 柱(150mm×4.6mm，5μm)；

流动相：甲醇-水(80:20)；

流速：$1.0ml \cdot min^{-1}$；

检测波长：254nm。

（2）待仪器稳定后，调节色谱图中坐标，显示出噪声记录基线 30min，测定基线波动的峰对谷的最大宽度为噪声，基线结尾位置中心与起始位置中心之差为漂移。

（四）重复性的测定

见表 6-48-2。

表 6-48-2　数据记录

	1	2	3	4	5	平均值	SD	RSD(%)
t_0								
t_R(甲苯)								
t_R(萘)								
Δ_R								
A甲苯								
A萘								
$W_{1/2}$(甲苯)								
$W_{1/2}$(萘)								
A甲苯/A萘								

（1）色谱条件，同（三）。

（2）试样：甲苯($1μg \cdot μl^{-1}$)-萘($0.05μg \cdot μl^{-1}$)-苯磺酸钠($0.02μg \cdot μl^{-1}$)的流动相溶液，其中苯磺酸钠用于测定死时间 t_0。

（3）基线稳定后，上述样品进样 20μl，重复测定 5 次，记录色谱图，分别记录 t_0、甲苯的 t_R、$W_{1/2}$、A 和萘的 t_R、$W_{1/2}$、A 等。按表 6-48-2 记录有关数据。

（4）计算理论塔板数、理论塔板高度等色谱参数。

五、注意事项

（1）计算理论塔板数和分离度时，应注意单位是否统一。

（2）高压输液泵注意事项

1）流动相必须用 HPLC 级的试剂，使用前过滤除去其中的颗粒性杂质和其他物质(使用 0.45um 或更细的膜过滤)。

2) 流动相应该先脱气(超声或过滤脱气),脱气后应该恢复到室温后使用。

3) 工作时要防止溶剂瓶内的流动相用完,气泡进入色谱系统。

4) 工作压力不要超过规定的最高压力。

(3) 色谱柱使用注意事项

1) 连接色谱柱时注意方向,不能反冲,否则会降低柱效。

2) 流动相使用缓冲溶液时,做完样品后应先用高比例去离子水冲洗管路及色谱柱 1h,然后用甲醇(或甲醇水溶液)冲洗 40min 以上,以充分洗去离子。

3) 选择使用适宜的流动相(尤其是适当的 pH),以避免固定相被破坏。有时可以连接一预柱以保护色谱柱。

4) 长时间不用仪器,应该将柱子取下用堵头封好保存,注意不能用纯水保存柱子,而应该用有机相(如甲醇等),因为纯水易长霉。

六、思考题

(1) 高效液相色谱的柱效参数有哪些?

(2) 保留因子的意义是什么?其主要影响因素有哪些?

实验四十九 高效液相色谱法测定阿司匹林及水杨酸的含量

一、目的要求

(1) 熟悉 HPLC 法测定的原理及操作。

(2) 掌握外标法测定阿司匹林的含量。

(3) 掌握外标法测定阿司匹林中游离水杨酸的含量。

二、实验原理

阿司匹林是应用最早,最广的解热镇痛药抗风湿药,具有解热、镇痛、抗炎、抗风湿和抗血小板聚集等多方面的药理作用。阿司匹林为乙酰水杨酸,在生产过程中因乙酰化不完全,或在精制过程及贮藏时的水解而产生水杨酸。而游离水杨酸对人体有毒性,具有胃肠道刺激性等不良作用,因此需要严格控制阿司匹林原料药和制剂中游离水杨酸的量。

在 200~350nm 的波长范围内分别扫描阿司匹林和水杨酸的紫外吸收图谱,阿司匹林在 276nm 处有最大吸收,而水杨酸在 303nm 处有最大吸收,故选定 276nm 和 303nm 分别测定阿司匹林和水杨酸。

三、实验器材及试剂

1. 器材 高效液相色谱仪,C_{18} 色谱柱,50ml、100ml 量瓶。

2. 试剂 阿司匹林对照品，水杨酸对照品，阿司匹林肠溶片，甲醇(色谱纯)，磷酸(色谱纯)，冰乙酸(色谱纯)，色谱用水。

四、实验步骤

(一)游离水杨酸的测定

1. 供试品溶液的制备 取本品细粉适量(约相当于阿司匹林 0.1g)，准确称量，置 100ml 量瓶中，加 1%冰乙酸的甲醇溶液适量，振摇使溶解，并稀释至刻度，摇匀，滤膜过滤，取续滤液作为供试品溶液(临用新制)。

2. 对照品溶液的制备 取水杨酸对照品约 15mg，准确称量，置 50ml 量瓶中，加 1%冰乙酸的甲醇溶液溶解并稀释至刻度，摇匀，准确量取 5ml，置 100ml 量瓶中，加 1%冰乙酸的甲醇溶液稀释至刻度，摇匀，作为对照品溶液。

3. 色谱条件及系统适应性

色谱柱：C_{18} 柱；

流动相：乙腈-0.2%磷酸(45：55)；

流速：$1ml \cdot min^{-1}$；

检测波长：UV303nm。

理论塔板数按水杨酸计算不低于 5000，阿司匹林色谱峰与水杨酸色谱峰的分离度应符合要求。

4. 样品测定 准确量取供试品溶液、对照品溶液各 10μl，分别注入液相色谱仪，记录色谱图。供试品溶液色谱图中如有与水杨酸峰保留时间一致的色谱峰，按外标法以峰面积计算，不得超过标示量的 1.5%。

(二)阿司匹林的测定

1. 供试品溶液的制备 取本品 20 片，准确称量，研细，准确称取细粉适量(约相当于阿司匹林 10mg)，置 100ml 量瓶中，加 1%冰乙酸的甲醇溶液适量，强烈振摇使阿司匹林溶解，并用 1%冰乙酸的甲醇溶液稀释至刻度，摇匀，滤膜过滤，取续滤液作为供试品溶液(临用新制)。

2. 对照品溶液的制备 取阿司匹林对照品约 10mg，准确称量，置 100ml 量瓶中，加 1%冰乙酸的甲醇溶液溶解并稀释至刻度，摇匀，既得每 1ml 中约含 0.1mg 阿司匹林的对照品溶液。

3. 色谱条件及系统适应性

色谱柱：ODS 柱；

流动相：乙腈-0.2%磷酸水(45：55)；

流速：$1ml \cdot min^{-1}$；

检测波长：UV276nm。

理论塔板数按阿司匹林计算不低于 3000，阿司匹林色谱峰与水杨酸色谱峰的分离度应符合要求。

4. 样品测定 准确量取供试品溶液、对照品溶液各 10μl, 分别注入液相色谱仪, 记录色谱图。按外标法以峰面积计算, 本品含阿司匹林应为标示量的 95.0%~105.0%。

五、注意事项

(1)配制各种溶液时要注意使用目的。
(2)制剂的含量测定要计算其百分标示量。

六、思考题

(1)阿司匹林中游离水杨酸的来源?
(2)为什么阿司匹林制剂还要检查游离水杨酸的含量?

实验五十 高效液相色谱法测定维生素 C 的含量

一、目的要求

(1)熟悉 HPLC 法测定的原理及操作。
(2)掌握标准曲线法测定维生素 C 的含量。

二、实验原理

维生素 C 又称 L-抗坏血酸, 其结构中具有共轭双键, 酸性溶液在波长 245nm 左右有最大吸收, 可用于维生素 C 的鉴别和含量测定。维生素 C 结构中的烯二醇具有弱酸性, 极性较大, 因此需要调节流动相为弱酸性, 增加维生素 C 在色谱柱上的保留时间。

维生素 C 具有强还原性, 测定过程中容易被空气中和溶液中的氧气氧化, 因此需要用新煮沸放冷的蒸馏水溶解, 且溶液配制后应尽快测定。

三、实验器材及试剂

1. 器材 高效液相色谱仪, ODS 色谱柱, 10ml、50ml、100ml 容量瓶。
2. 试剂 维生素 C 标准品, 维生素 C 原料药, 维生素 C 片, 甲醇(色谱纯), 色谱用水。

四、实验步骤

(一)维生素 C 标准溶液的制备

准确称量维生素 C 对照品 0.04g, 用水溶解并定容至 100ml, 浓度为 0.4g·L^{-1}, 其他低浓度(0.2、0.1、0.05、0.025、$0.0125 g \cdot L^{-1}$)的标准品溶液用水稀释而成。

(二)供试品溶液的制备

维生素 C 片 取本品 20 片，准确称量，研细，准确称取适量(约相当于维生素 C0.05g)，置 50ml 容量瓶中，加新煮沸放冷的蒸馏水适量，振摇溶解，并稀释至刻度，摇匀，准确量取 1.0ml，置 10ml 容量瓶中，用水稀释至刻度，摇匀，用滤膜滤过，取续滤液作为供试品溶液。

水果或蔬菜 均匀取样置研钵中，研磨均匀，称取样品约 5g，准确称量，置 100ml 具塞锥形瓶中，再加入 $1g Na_2S_2O_3$，加 50ml 蒸馏水溶解，超声提取 10min，将提取液转移至 100ml 容量瓶，洗涤锥形瓶 3 次，洗涤液合并到容量瓶中，稀释至刻度，摇匀即得。

(三)色谱条件

色谱柱：ODS 柱；
流动相：甲醇-0.2%磷酸(97：3)；
流速：$1ml \cdot min^{-1}$；
检测波长：UV 245nm。

(四)工作曲线制作

分别取浓度为 0.4、0.2、0.1、0.05、0.025、0.0125 $g \cdot L^{-1}$ 的标准品溶液 $20\mu L$ 进样，记录色谱图。以浓度为横坐标、峰面积为纵坐标，进行线性回归，得工作方程 $A=kc+b$ 和相关系数 r。

(五)重复性测定

浓度为 $0.05 g \cdot L^{-1}$ 的标准品溶液，重复进样 6 次，求峰面积和保留时间的 RSD。

(六)样品测定

准确量取供试品溶液 $20 \mu l$，注入液相色谱仪，记录色谱图。用标准曲线法计算维生素 C 的含量。维生素片的含量应为标示量的 93.0%～107.0%。

五、注意事项

(1)配制维生素 C 标准系列溶液时，要平行操作，减少误差。
(2)流动相需用磷酸调节 pH，实验后应冲洗色谱柱。

六、思考题

(1)维生素 C 原料药的含量测定首选什么方法？请设计实验方案。
(2)水果或蔬菜样品处理过程中加入的 $Na_2S_2O_3$，作用是什么？

实验五十一 高效液相色谱法检查乙酸可的松中的其他甾体

一、目的要求

(1)掌握自身稀释对照法检查药物中特殊杂质的方法。

(2)熟悉 HPLC 法测定的原理及操作。

二、实验原理

甾体激素药物多由其他甾体化合物或结构类似的其他甾体激素经结构改造而来，其有关物质可能是原料药中引入的合成原料、中间体、异构体以及降解产物等结构类似的其他甾体杂质，其中一些杂质与该药物结构类似，甚至也具有一定的药理作用，但作用又不完全相同。因此，在甾体激素类药物的检查项下，除了一般杂质的检查外，通常还需采用 HPLC 和 TLC 法等色谱法进行有关物质的限度检查。实验采用 HPLC 法检查乙酸可的松原料药中的其他甾体，乙酸可的松结构式如下：

三、实验器材及试剂

1. 器材 高效液相色谱仪，ODS 色谱柱，分析天平，10ml、100ml 容量瓶。

2. 试剂 乙酸可的松原料药，乙腈，纯净水。

四、实验步骤

(一)供试品溶液的制备

取本品 10mg，准确称量，置 10ml 容量瓶中，加适量乙腈溶解，并稀释至刻度，摇匀，得浓度为 1mg·ml^{-1} 的供试品溶液。

(二)对照溶液的制备

准确量取供试品溶液 1ml，置 100ml 容量瓶中，加乙腈稀释至刻度，摇匀，即得。

(三)色谱条件

色谱柱：ODS 柱；

流动相：乙腈-水（36：64）；

流速：1ml·min^{-1}；

检测波长：254nm。

（四）样品测定

准确量取供试品溶液与对照溶液各 20μl，分别注入液相色谱仪，记录色谱图至主成分峰保留时间的 2.5 倍（调节检测灵敏度，使主成分色谱峰的峰高约为满量程的 50%）。供试品溶液的色谱图中如有杂质峰，单个杂质峰不得大于对照溶液主峰面积的 1/2，各杂质峰面积的和不得大于对照溶液主峰面积的 1.5 倍。

五、注意事项

为保证杂质出峰完全，供试品溶液的色谱图要记录到主成分保留时间的 2.5 倍。

六、思考题

（1）乙酸可的松中的其他甾体的限量为多少？

（2）自身稀释对照法适用于哪些杂质的检查？特点是什么？

实验五十二　薄层色谱法分离复方新诺明中的 SMZ 和 TMP

一、目的要求

（1）掌握 R_f 值及分离度的计算方法。

（2）熟悉正相硅胶板的使用原理。

（3）了解薄层色谱法在复方制剂的分离、鉴定中的应用。

二、实验原理

薄层色谱法是一种微量、快速、简易、灵敏的色谱法，其基本原理为吸附色谱和分配色谱。吸附色谱是利用混合物中各组分被吸附能力的不同以及在流动相中的溶解度不同而使之分离；分配色谱则是利用混合物中各组分在固定相和流动相中的分配系数不同而使之分离。

在薄层色谱法中，通常用比移值（R_f）表示溶质（样品）移动和展开剂（流动相）移动的关系。比移值为薄层色谱法中的重要参数。通常所用的薄层色谱法大部分为正相色谱法。

复方新诺明为磺胺类抗菌药，是磺胺甲噁唑(SMZ)与甲氧苄啶(TMP)的复方制剂。其中磺胺甲恶唑属于中效磺胺，甲氧苄啶属于磺胺增效剂，一般配方为 5∶1。本实验采用薄层色谱法对复方新诺明中的 SMZ 和 TMP 进行分离和鉴定。以硅胶 GF254 为固定相，用氯仿-乙醇-正庚烷(1∶1∶1)为流动相，SMZ 和 TMP 在荧光板上产生暗斑，通过与同板上的对照品进行比较来做定性分析。

三、实验器材及试剂

1.器材　微量注射器(或定量毛细管)，三用紫外分析仪，硅胶 GF254，层析缸。
2.试剂　磺胺甲噁唑，甲氧苄氨嘧啶，丙酮，氯仿-乙醇-正庚烷(1∶1∶1)，复方新诺明剂。

四、实验步骤

(一)供试品溶液及对照溶液的制备

分别称取磺胺甲噁唑 0.2g、甲氧苄氨嘧啶 40mg，各加丙酮 10ml，振摇使溶解，作为对照溶液。取本品细粉适量(0.5～0.6g)，约相当于磺胺甲噁唑 0.2g，加丙酮 10ml，振摇，过滤，取滤液，作为供试品溶液。

(二)点样展开

在距薄层板底边合适位置处，用铅笔轻轻划一起始线。用微量注射器(或定量毛细管)分别吸取 SMZ、TMP 对照液及样品液各 10µl 点样，斑点直径不超过 5mm。用吹风机吹干溶剂，将薄层板置于盛有 10ml 展开剂的色谱缸中饱和 10min 后，再将点有样品的一端浸入展开剂中展开。取出薄层板，立即用铅笔划出溶剂前沿，用吹风机吹干展开剂，在紫外分析仪(254nm 或 365nm)下观察，标出各斑点的位置、外形，计算 R_f 值。判断待测样品中是否有 SMZ 和 TMP。

五、注意事项

(1)点样时微量注射器针头切勿损坏薄层表面。
(2)色谱缸必须密闭，否则溶剂挥发，改变展开剂比例，影响分离效果。
(3)展开时，不要让展开剂前沿上升至底线。否则，无法确定展开剂上升高度，即无法求得 R_f 值和准确判断粗产物中各组分在薄层板上的相对位置。

六、思考题

(1)为什么薄层荧光被掩盖的板不能使用？
(2)荧光薄层检测斑点的原理是什么？除了这种显色方法，还有其他显色方法吗？

(3)何谓边缘效应？如何消除边缘效应？

实验五十三　薄层色谱法检查盐酸普鲁卡因注射液中的对氨基苯甲酸

一、目的要求

(1)掌握薄层色谱法进行盐酸普鲁卡因杂质检查方法。
(2)掌握薄层色谱的操作方法。

二、实验原理

普鲁卡因分子结构中有酯键，易发生水解反应。其注射液在制备过程中受灭菌温度、时间、溶液 pH、贮藏时间以及光线和金属离子等因素的影响，可发生水解反应生成对氨基苯甲酸和 2-二乙氨基醇。其中对氨基苯甲酸随贮藏时间的延长或高温加热，可进一步脱羧转化为苯胺，而苯胺又可被氧化为有色物，使注射液变黄。已变黄的注射液不仅疗效下降，而且毒性增加，故药典规定检查水解产物对氨基苯甲酸。

$$H_2N-\!\!\!\bigcirc\!\!\!-COOH \xrightarrow{CO_2} H_2N-\!\!\!\bigcirc \xrightarrow{[D]} O=\!\!\!\bigcirc\!\!\!=O$$

三、实验器材及试剂

1. 器材　高效硅胶 H 板(5cm×10cm)，层析缸，吸量管，电子天平，定量毛细管，喷雾器，学生自带铅笔和格尺。

2. 试剂　盐酸普鲁卡因注射液(规格 20mg · ml^{-1})，对氨基苯甲酸对照品，乙醇，甲醇，苯，冰乙酸，丙酮，对二甲基苯甲醛溶液。

四、实验步骤

准确量取本品适量，加乙醇稀释成每 1ml 中含盐酸普鲁卡因 2.5mg 的溶液，作为供试品溶液。另取对氨基苯甲酸对照品，加乙醇制成每 1ml 中含 30μg 对氨基苯甲酸的溶液，作为对照品溶液。照薄层色谱法试验，吸取上述两种溶液各 10μl，分别点于含有羧甲基纤维素钠为黏合剂的硅胶 H 薄层板上，用苯-冰醋酸-丙酮-甲醇(14∶1∶1∶4)为展开剂，展开后，取出晾干，用对二甲氨基苯甲醛溶液(2%对二甲氨基苯甲醛乙醇溶液 100ml，加冰醋酸 5ml 制成)喷雾显色。供试品溶液如显与对照品溶液相对应的杂质斑点，其颜色与对照品溶液的主斑点比较，不得更深。

五、注意事项

(1)点样时要注意斑点大小合适。
(2)展开时，要预饱和。

六、思考题

(1)若是出现拖尾或者边缘效应，是什么因素造成的？
(2)简述薄层色谱分离的原理。

实验五十四　旋光法测定葡萄糖注射液的含量

一、目的要求

(1)掌握旋光法测定葡萄糖注射液含量的原理、方法及计算。
(2)学会使用自动旋光仪。

二、实验原理

当一束单一的平面偏振光通过手性物质时，其振动方向会发生改变，此时光的振动面旋转一定的角度，这种现象称为旋光现象。物质的这种使偏振光的振动面旋转的性质叫做旋光性，具有旋光性的物质叫做旋光性物质或旋光物质。许多天然有机物都具有旋光性。由于旋光物质使偏振光振动面旋转时，可以右旋(顺时针方向，记做"+")，也可以左旋(逆时针方向，记做"−")，所以旋光物质又可分为右旋物质和左旋物质。

由单色光源(一般用钠光灯)发出的光，通过起偏棱镜(尼可尔棱镜)后，转变为平面偏振光(简称偏振光)。当偏振光通过样品管中的旋光性物质时，振动平面旋转一定角度。调节附有刻度的检偏镜(也是一个尼可尔棱镜)，使偏振光通过，检偏镜所旋转的度数显示在显示屏上，此即样品的实测旋光度 α。

旋光度的大小除了取决于被测分子的立体结构外，还受到待测溶液的浓度、偏振光通过溶液的厚度(即样品管的长度)以及温度、所用光源的波长、所用溶剂等因素的影响，因此常用比旋光度来表示物质的旋光性。当偏振光通过厚 1dm 且每 1ml 中含有旋光性物质 1g 的溶液，使用光线波长为钠光 D 线(589.3nm)，测定温度为 t℃时，测得的旋光度称为该物质的比旋度，以 $[\alpha]$ 表示，$[\alpha]_t^D = \alpha/Lc$。

葡萄糖分子结构中有多个不对称碳原子，具有旋光性，为右旋体。一定条件下的旋光度是旋光性物质的特性常数，测定葡萄糖的比旋度，可以鉴别药物，也可以反映药物的纯杂程度。旋光度(α)与溶液的浓度(c)和偏振光透过溶液的厚度(L)成正比。

葡萄糖的比旋度为 52.754。

三、实验器材及试剂

1. 器材 自动旋光仪，旋光管，50ml 移液管，100ml 容量瓶。
2. 试剂 葡萄糖注射液，氨试液，(取浓氨溶液 400ml，加水使成 1 000ml)。

四、实验步骤

(一)供试液的配制

量取葡萄糖注射液适量(制成每 1ml 中含葡萄糖 10g 的溶液，例如浓度为 25%的取 40ml)，置于 100ml 容量瓶中，加氨试液 0.2ml，用水稀释至刻度，摇匀，静置 10min，即得供试液。10%或 10%以下规格的本品可直接取样测定。

(二)调整零点

将旋光管用蒸馏水冲洗数次，缓缓注满蒸馏水(注意勿使发生气泡)，小心盖上玻璃片、橡胶垫和螺帽，旋紧旋光管两端螺帽时，不应用力过大以免产生应力，造成误差，然后以软布或擦镜纸揩干、擦净，认定方向将旋光管置于旋光计内，调整零点。

(三)测定

将旋光管用供试液冲洗数次，按上述同样方式装入供试液并按同一方向置于旋光计内，同法读取旋光度 3 次，取其平均值与 2.0852 相乘，即得供试液的旋光度。根据供试液的旋光度，求得葡萄糖注射液中 $C_6H_{12}O_6 \cdot H_2O$ 的含量。

五、注意事项

(1)钠光灯启辉后至少 30min 后发光才能稳定，测定或读数时应在发光稳定后进行。
(2)测定时应调节温度至(20±0.5)℃。
(3)供试液应不显浑浊或不含有混悬的小粒，否则应预先过滤。
(4)测定结束后须将测定管洗净晾干，不许将盛有供试品的测试管长时间置于仪器样品室内；仪器不使用时样品室须放硅胶吸潮。

六、思考题

(1)旋光仪测定样品时使用的钠光灯是多少 nm？有其他照射波长吗？
(2)如何判断物质为右旋还是左旋？

实验五十五　葡萄糖一般杂质的检查

一、目的要求

(1)掌握药物杂质限量计算方法。
(2)熟悉葡萄糖中氯化物、硫酸盐、铁盐、重金属限量检查的基本原理和方法。
(3)了解葡萄糖中一般杂质检查的项目。

二、实验原理

《中国药典》中对于葡萄糖的杂质检查，明确规定了应控制氯化物、硫酸盐、铁盐、重金属等一般杂质。本实验以最新版药典为依据，分别对葡萄糖中氯化物、硫酸盐、铁盐、重金属进行检查。

氯化物检查法：氯化物在硝酸溶液中与硝酸银作用，生成氯化银沉淀而显白色浑浊，与一定量的标准氯化钠溶液和硝酸银在同样条件下用同法处理生成的氯化银浑浊程度相比较，测定供试品中氯化物的限量。

反应离子方程式：$Cl^- + AgNO_3 \xrightarrow{} AgCl\downarrow$（白色）

硫酸盐检查法：药物中微量硫酸盐与氯化钡在酸性溶液中作用，生成硫酸钡沉淀而显白色浑浊液，同一定量标准硫酸钾溶液与氯化钡在同样条件下，用同法处理生成的浑浊比较，判断药物中含硫酸盐的限量是否符合要求。

反应离子方程式：$SO_4^{2-} + BaCl_2 \xrightarrow{} BaSO_4\downarrow$（白色）

铁盐检查法：三价铁盐在硝酸酸性溶液中与硫氰酸盐生成红色可溶性的硫氰酸铁络离子，与一定量标准铁溶液用同法处理后进行比色。判断药物中含铁盐的限量是否符合要求。

反应离子方程式：$Fe^{3+} + 6SCN^- \xrightarrow{} [Fe(SCN)_6]^{3-}$（红色）

重金属检查法：是指实验条件下，能与S^{2-}作用生成硫化物而显色的金属杂质，如银、铅、汞、铜、镉、铋、砷、锑、锡、锌、钴、镍等。因为在药品生产中遇到铅的机会较多，且铅易蓄积中毒，故以铅作为重金属的代表，以铅的限量表示重金属限度。葡萄糖中重金属的检查采用的是硫代乙酰胺法。利用硫代乙酰胺在弱酸性条件下水解，产生硫化氢，与重金属离子生成黄色到棕黑色的硫化物混悬液，与一定量标准铅溶液经同法处理后进行比色。判断药物中含重金属的限量是否符合要求。

反应方程式：　　　　$CH_3CSNH_2 + H_2O \xrightarrow{} CH_3CONH_2 + H_2S$

$$Pb^{2+} + S^{2-} \xrightarrow{} PbS\downarrow$$

三、实验器材及试剂

1. 器材　水浴锅，50ml 纳氏比色管，量筒。

2. 试剂　葡萄糖，稀硝酸，$10\mu g \cdot ml^{-1}\ Cl^-$标准氯化钠溶液，10ml 移液管，硝酸银试液，稀盐酸，25%氯化钡溶液，$100\mu g \cdot ml^{-1}$ 标准硫酸钾溶液，硝酸，$0.3g \cdot ml^{-1}$ 硫氰酸铵溶液，$10\mu g \cdot ml^{-1}$ 标准铁溶液(Fe^{3+})，pH3.5 醋酸盐缓冲液，硫代乙酰胺试液。

四、实验步骤

(一)氯化物的检查

取本品 0.60g,加水溶解使成 25ml(如显碱性,可滴加硝酸使遇石蕊试纸显中性反应),再加稀硝酸 10ml,溶液如不澄清,滤过。置 50ml 纳氏比色管中,加水适量使成约 40ml,摇匀,即得供试溶液。另取标准氯化钠溶液②(10μg·ml⁻¹Cl⁻)6.0ml 置 50ml 纳氏比色管中,加稀硝酸 10ml,用水稀释使成约 40ml,摇匀,即得对照溶液。于供试溶液与对照溶液中,分别加入硝酸银试液 1.0ml,用水稀释使成 50ml,摇匀,在暗处放置 5min,同置黑色背景上,从比色管上方向下观察、比较,如发生浑浊,供试溶液不得比对照溶液更浓(0.01%)。

(二)硫酸盐的检查

取本品 2.0g,加水溶解使成 40ml(如显碱性,可滴加盐酸使遇石蕊试纸显中性反应);溶液如不澄清,滤过,置 50ml 纳氏比色管中,加稀盐酸 2ml,摇匀,即得供试溶液。另取标准硫酸钾溶液③(100μg·ml⁻¹ SO₄²⁻)2.0ml,置 50ml 纳氏比色管中,加水使成 40ml,加稀盐酸 2ml,摇匀,即得对照溶液。于供试溶液与对照溶液中,分别加入 25%氯化钡溶液 5ml,用水稀释至 50ml,充分摇匀,放置 10min,同置黑色背景上,从比色管上方向下观察、比较,如发生混浊,供试溶液不得比对照溶液更浓(0.01%)。

(三)铁盐的检查

取本品 2.0g,加水 20ml 溶解后,加硝酸 3 滴,缓缓煮沸 5min,放冷,加水稀释使成 45ml,加 0.3g·ml⁻¹硫氰酸铵溶液 3ml,摇匀,如显色,与标准铁溶液④(10μg·ml⁻¹ Fe³⁺)2.0ml 用同一方法制成对照液比较,不得更深(0.001%)。

(四)重金属的检查

取 25ml 纳氏比色管三支,甲管加 10μg·ml⁻¹ 标准铅溶液中 2.0ml,醋酸盐缓冲液(pH 3.5)2ml,加水至 25ml;乙管加入取本品 4.0g,加水 23ml 溶解,加醋酸盐缓冲液(pH 3.5)2ml;丙管中加入与甲管相同量的标准铅溶液⑤后,再加入与乙管相同量的葡萄糖试样,加醋酸盐缓冲液(pH 3.5)2ml,加水稀释至刻度。各管分别加硫代乙酰胺试液 2ml,摇匀,再放置 2min,同置白纸上,自上向下透视,当丙管中显出的颜色不浅于甲管时,乙管中显出的颜色与甲

---

①标准氯化钠溶液的制备:称取氯化钠 0.165g,置 1000ml 量瓶中,加水适量,溶解并稀释至刻度,摇匀,作为贮备液。临用前,精密量取贮备液 10ml,置 100ml 量瓶中,加水稀释至刻度,摇匀,即得(每 1ml 相当于 10μg 的 Cl⁻)。

②标准硫酸钾溶液:硫酸钾 0.181g,置 1000ml 量瓶中,加水溶解稀释至刻度,摇匀即得 100μg·ml⁻¹的 SO₄²⁻。

④标准铁溶液:硫酸铁铵 [FeNH₄(SO₄)₂·12H₂O] 0.863g,置 1000ml 量瓶中,加水溶解后,加硫酸 2.5ml,用水稀释至刻度,摇匀,作为贮备液。临用前,稀释至每 1ml 相当于 10μg 的 Fe³⁺。

①标准铅溶液的制备:硝酸铅 0.160g,置 1000ml 量瓶中,加硝酸 5ml 与水 50ml 溶解后,用水稀释至每 1ml 相当于 10μg 的 Pb²⁺。

管比较，不得更深。含重金属不得超过百万分之五（5ppm）。

（五）实验结果

见表6-55-1。

表6-55-1 实验结果

检查项目	现象	结果	结论
氯离子			
硫酸根			
铁盐			
重金属			

五、注意事项

（1）纳氏比色管的选择与洗涤：比色或比浊操作，一般均在纳氏比色管中进行，因此在选用比色管时，必须注意使样品管与标准管的体积相等，玻璃色质一致，最好不带任何颜色，管上的刻度均匀，如有差别，不得相差2mm。纳氏比色管用后应立即冲洗，比色管洗涤时避免用毛刷或去污粉等洗刷，以免管壁划出条痕影响比色或比浊。

（2）平行原则：比色、比浊检查时，样品液与对照液的实验条件应尽可能一致，平行操作。严格按操作步骤进行平行实验，按规定顺序加入试剂。

（3）比色、比浊前应使比色管内溶液充分混匀，主要利用手腕转动360°的旋摇操作完成。

比色方法是将两管同置于白色背景上，从侧面观察；比浊方法是将两管同置于黑色或白色背景上，自上而下观察。

（4）实验中应准确选用量具：质检查中允许的误差为±10%，量筒的绝对误差为 1ml，刻度吸管的绝对误差为0.01～0.1ml，在实验中，应根据样品、标准液的取用量正确选用量器。例如，取标准液2ml应选择刻度吸管或移液管吸取标准液。取样品2g，允许的误差为0.2g，可选用称量精度为0.1g的普通天平。

（5）铁盐检查时，采用硝酸将 Fe^{2+} 氧化为 Fe^{3+}，标准液应与样品液同法操作。样品液加硝酸煮沸时，应注意防止爆沸，必要时补充适量水。

（6）重金属检查时应注意：

1）根据杂质限量计算公式，计算出标准铅溶液的取用量。

2）标准铅溶液应在临用前用标准铅贮备液新鲜配制，以防止铅的水解而造成误差。

六、思考题

（1）比色、比浊操作中应掌握什么原则？

（2）氯化物检查为何宜在硝酸酸性溶液中进行？

（3）硫酸盐检查时加入稀盐酸的作用是什么？

（4）重金属检查时为何要加乙酸盐缓冲液？

第七部分　设计性实验

设计性实验，就是由学生根据实验目的，在理解实验原理的基础上，灵活运用知识和技能，进行的创造性思维和实验活动。通常是利用平时所掌握的实验方法、实验原理以及所熟悉的实验仪器，自主完成实验设计和实验方案，经教师审阅后自主进行实验的实施，观察、数据处理、撰写实验报告等。通过设计性实验的开设，培养学生灵活运用学过的实验知识及技能来解决实际问题的能力，充实学生的基础理论和基本技术，引导学生独立设计实验、查阅资料、解决存在的问题，进一步培养学生独立思考、独立工作的能力、严谨的科学态度及工作作风，并学习初步撰写科研论文的能力。

实验五十六　未知阳离子的鉴定

一、实验要求

(1) 某未知阳离子混合液中可能含有 NH_4^+、Na^+、K^+、Mg^{2+}、Ca^{2+} 等离子，请设计实验确定未知液中含有哪几种离子。

(2) 某未知阳离子混合液中可能含有 Fe^{3+}、Co^{2+}、Ni^{2+}、Mn^{2+}、Cr^{3+}、Cu^{2+} 等离子，请设计实验确定未知液中含有哪几种离子。

(3) 盛有五种硝酸盐溶液的试剂瓶标签脱落，它们分别为 $AgNO_3$、$NaNO_3$、$Cd(NO_3)_2$、$Zn(NO_3)_2$、$Al(NO_3)_3$ 溶液，试加以鉴别。

二、实验器材及试剂

1. 器材　酒精灯，试管，试管架，点滴板，离心机，水浴锅，小量筒，滴管，玻棒。

2. 试剂　$1.0mol \cdot L^{-1}HCl$，$1.0mol \cdot L^{-1}HNO_3$，$6.0mol \cdot L^{-1}HNO_3$，$6mol \cdot L^{-1}HAc$，$2.0mol \cdot L^{-1}NaOH$，$2.0mol \cdot L^{-1}$氨水，$3\%H_2O_2$，$0.1mol \cdot L^{-1}NaF$，$0.2mol \cdot L^{-1}(NH_4)_2C_2O_4$，$0.1mol \cdot L^{-1}$ $Na_3[Co(NO_2)_6]$，$0.1mol \cdot L^{-1}K_4[Fe(CN)_6]$，$0.1mol \cdot L^{-1}Zn(Ac)_2 \cdot UO_2(Ac)_2$，$0.1mol \cdot L^{-1}K_4[Fe(CN)_6]$，$0.1mol \cdot L^{-1}$ 丁二酮肟，镁试剂，二苯硫腙，硫代乙酰胺，Nessler 试剂，丙酮，乙醚，KSCN(s)，$NaBiO_3(s)$，如需其他仪器和试剂请提前说明。

三、设计提示

(1) 当一个试样需要鉴定或者一组未知物需要鉴别时，首先应该通过样品的状态、颜色、气味等外部特征，预测可能的物种范围，然后进行溶解性、酸碱性试验，最后根据物质的特征反应进行确定。

1）溶解性　先试验是否溶于水，再依次用盐酸、硝酸等试验。

2）酸碱性　酸或碱可直接通过 pH 试纸或酸碱指示剂来判断。根据试液的酸碱性可排除某些离子存在的可能性。

3）鉴定或鉴别反应　经过以上初步试验，再进行相应的化学反应，通过生成沉淀、放出气体、颜色改变等现象加以鉴别，就能给出更准确的判断结果。

（2）分离鉴定可参照以下流程进行：

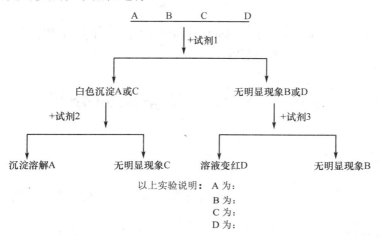

以上实验说明：A 为：

B 为：

C 为：

D 为：

实验五十七　未知阴离子的鉴定

一、实验要求

（1）未知阴离子混合液含有 Cl^-、Br^-、I^-、$S_2O_3^{2-}$ 中的部分或全部，设计实验方案确定未知液中含有哪几种离子。

（2）某未知液含有 NO_3^-、CO_3^{2-}、S^{2-}、Cl^-、SO_4^{2-}、$S_2O_3^{2-}$ 中的三种阴离子，设计实验方案确定未知液中含有哪三种离子。

（3）盛有固体钠盐的试剂瓶标签脱落，试加以鉴别。已知试剂分别为 Na_2CO_3、$NaNO_3$、Na_3PO_4、Na_2S、Na_2SO_3、Na_2SO_4、$NaHCO_3$。

二、实验器材及试剂

1. 器材　酒精灯，试管，试管架，点滴板，滴管，玻棒，离心机，水浴锅。

2. 试剂　$0.1mol \cdot L^{-1} H_2SO_4$，$6mol \cdot L^{-1} HCl$，$6mol \cdot L^{-1} HNO_3$，$0.1mol \cdot L^{-1} KI$，$0.1mol \cdot L^{-1} BaCl_2$，$0.1mol \cdot L^{-1} AgNO_3$，$0.01mol \cdot L^{-1} KMnO_4$，$CCl_4$，氯水，pH 试纸。

如需其他仪器和试剂请提前说明。

三、设计提示

（1）写明分离鉴定方法，包括实验步骤、反应方程式和实验现象等；列出实验仪器及试剂的名称、规格和浓度等；画出鉴定流程示意图；根据实验步骤进行实验，记录实验现象，并进行结果分析；根据要求提交实验报告。

(2)大多数阴离子分析一般采用分别分析的方法，只有少数相互有干扰的离子才采用系统分析法。但采用分别分析方法，并不是要针对所研究的全部离子逐一进行检验，而是先通过初步实验，用消除法排除肯定不存在的阴离子，然后对可能存在的阴离子逐个加以确定。

(3)在沉淀实验时，如果加入沉淀剂后溶液暂时没有反应，可用玻璃棒摩擦试管壁，加速沉淀生成。

(4)还原性试验时，氧化剂(如 $KMnO_4$)的量一定要少，因为若阴离子的浓度很低，氧化剂的用量较大时，颜色变化不易观察。

实验五十八　混合碱的分析

一、实验要求

(1)样品中可能含有氢氧化钠、碳酸钠、碳酸氢钠中的一种或两种，设计实验，确定试样组成。

(2)测定混合碱中各组分的含量。

二、实验器材及试剂

1. 器材　烧杯，吸量管，移液管，量筒，碱式滴定管，酸式滴定管，锥形瓶，洗瓶，容量瓶，玻璃棒，电子天平，酸度计，电磁搅拌器。

2. 试剂　固体混合碱试样，$0.1mol \cdot L^{-1}HCl$，$0.1mol \cdot L^{-1}HAc$，$0.1mol \cdot L^{-1}NaOH$，$0.1mol \cdot L^{-1}CaCl_2$，$0.1mol \cdot L^{-1}NH_3 \cdot H_2O$，Zn 粒(基准物质)，无水 Na_2CO_3(基准物质)，硼砂(基准物质)，甲基红指示剂，酚酞指示剂，甲基橙指示剂。

三、设计提示

(1)碳酸钠和碳酸氢钠均为质子碱，可用酸碱滴定法进行测定。

(2)混合碱的测定常采用双指示剂法，也可用酸度计指示滴定终点。

实验五十九　食盐中碘的测定

一、实验要求

碘是合成甲状腺素不可缺少的重要原料。碘缺乏会导致智力和体格发育障碍，碘过量又可能引发甲状腺功能减退。为维护人类健康，国家规定食用盐中必须加碘，且严格控制碘的加入量。GB5461-2000规定合格碘盐碘含量为20～50mg·kg^{-1}。为防止过高或过低摄入碘,对食盐中的碘含量进行监测具有十分重要的意义。请你根据所学知识并通过文献检索,自行设计实验,完成食盐中碘含量的定性定量分析。

二、实验器材及试剂

1. 器材 723型分光光度计,pH计,电子天平,500ml容量瓶,250ml容量瓶,50ml容量瓶,10ml容量瓶,25ml移液管,10ml吸量管,5ml吸量管,1ml吸量管,滴定管,碘量瓶,锥形瓶。

2. 试剂 加碘食盐,0.1mol·L^{-1}Na$_2$S$_2$O$_3$标准溶液,0.1mol·L^{-1}KI,标准溶液CCl$_4$,0.1mol·L^{-1}HCl,0.1mol·L^{-1}H$_2$SO$_4$,0.1mol·L^{-1}NaOH,1%淀粉溶液,K$_2$Cr$_2$O$_7$,KI,KIO$_3$,其他需要而未列出的药品请提前说明。

三、设计提示

(1)食盐中加碘有两种方法,一是加入KI,二是加入KIO$_3$,请先设计实验定性检测食盐中碘的存在形式。

(2)食盐中碘含量的测定方法很多。例如,I$^-$为中等强度的还原剂,IO$_3^-$为中等强度的氧化剂,两者均可以用氧化还原滴定法进行测定,也可以将其转化为I$_2$,利用I$_2$自身的颜色或I$_2^-$淀粉的颜色,通过分光光度法进行测定。

(3)用加标回收率检验方法的准确度。

实验六十 肉制品中亚硝酸盐的含量测定

一、实验要求

亚硝酸盐是一类无机化合物的总称,主要是指亚硝酸钠。亚硝酸钠的外观及滋味与食盐相似,为白色晶体,易溶于水,可用作食品的发色剂和防腐剂。在肉制品中,添加亚硝酸盐可以抑制肉毒芽孢杆菌的繁殖,使肉制品呈现鲜亮的红色,并能显著地延长保质期。但当机体吸收过量亚硝酸钠以后,由于亚硝酸钠具有较强的氧化能力,能够将血红蛋白的Fe^{2+}氧化成Fe^{3+},使血红蛋白失去携氧能力,造成机体组织缺氧,引发呼吸困难、皮肤发绀、血压下降等症状,严重时会因呼吸衰竭而死亡。亚硝酸钠对人的中毒剂量为0.3～0.5g,致死量为2～3g。我国食品添加剂使用卫生标准规定,在肉制品中亚硝酸盐的使用量不得超过0.15g·kg^{-1},最终残留量不得超过50mg·kg^{-1}。设计实验,测定肉制品中亚硝酸盐的含量。

二、实验器材及试剂

1. 器材 研钵,分光光度计,分析天平,吸量管,5ml容量瓶,水浴锅,漏斗,铁架台，滤纸，温度计，烧杯，量筒。

2. 试剂 碎火腿肠，亚铁氰化钾溶液，饱和硼砂溶液，盐酸萘乙二胺溶液，乙酸锌，对氨基苯磺酸，亚硝酸钠，如需其他仪器及试剂请提前说明。

三、设计提示

(1) 测定肉制品中亚硝酸盐的含量时，需先将肉制品中的蛋白质、脂肪等除去。

(2) 在弱酸性条件下亚硝酸盐与对氨基苯磺酸发生重氮化反应，生成的重氮化合物再与盐酸萘乙二胺偶联成紫红色的偶氮化合物，该化合物的稳定性较高，在 538nm 处有最大吸收。

实验六十一 综合药物分析

一、实验要求

根据实际情况，选做以下内容：

(1) 复方新诺明片中甲氧苄氨嘧啶 (TMP) 测定。

(2) 盐酸苯海拉明片的鉴别、检查及含量测定。

(3) 丹参饮片及复方丹参滴丸中丹参酮衍生物的测定。

(4) 铝镁司片中氧化镁与氧化铝的测定。

二、实验器材及试剂

1. 器材 双光束紫外-可见分光光度计，气相色谱仪，高效液相色谱仪，1cm 石英比色皿，50ml 容量瓶，100ml 容量瓶，滴定管，锥形瓶，电子天平，超声波清洗器。

2. 试剂 乙醇，0.4%NaOH，甲醇（色谱纯），乙腈（色谱纯），硫酸铵，盐酸，乙二胺四乙酸二钠，Zn 粒，氨水，氯化铵，乙酸，醋酸钠，三乙醇胺，甲基红指示剂，酚酞指示剂，甲基橙指示剂，铬黑 T 指示剂，二甲酚橙指示剂。

复方新诺明片，甲氧苄氨嘧啶对照品，盐酸苯海拉明片，盐酸苯海拉明对照品，丹参饮片，复方丹参滴丸，丹参酮对照品，铝镁司片。

三、设计提示

(1) 根据药物的结构特点、理化性质选择合适的测定方法和实验方案，实验数据要进行结果分析和讨论，按药典格式撰写药品质量标准中的"含量测定"项，同时按照科研论文形式递交与实验相关的论文。

(2) 复方新诺明片中甲氧苄胺嘧啶的测定可采光光度法和高效液相色谱法，采用分光光度法应先判断选用何种测定方式。采用高效液相色谱法应确定固定相和流动相的种类。

(3) 根据中国药典的规定，设计详细的盐酸苯海拉明的鉴别试验、特殊杂质检查和含量测定的原理和实验步骤。

（4）中药中活性成分的测定一般采用高效液相色谱测定含量。先查文献确定丹参饮片中丹参酮衍生物有哪几种，再根据丹参酮衍生物的性质选择合适的固定相和流动相。

（5）金属的测定可以采用配位滴定法和原子吸收法。方法的选择应该根据待测组分和待测样品的性质选择简单快速和准确度高的方法。

附 录

附录一　不同温度下水的饱和蒸汽压

温度/℃	p/mmHg	p/kPa	温度/℃	p/mmHg	p/kPa
0	4.579	0.6105	21	18.650	2.4865
1	4.926	0.6567	22	19.827	2.6434
2	5.294	0.7058	23	21.068	2.8088
3	5.685	0.7579	24	22.377	2.9833
4	6.101	0.8134	25	23.756	3.1672
5	6.543	0.8723	26	25.209	3.3609
6	7.013	0.9350	27	26.738	3.5649
7	7.513	1.0016	28	28.349	3.7795
8	8.045	1.0726	29	30.043	4.0052
9	8.609	1.1478	30	31.824	4.2428
10	9.209	1.2278	31	33.695	4.4923
11	9.844	1.3124	32	35.663	4.7547
12	10.518	1.4023	33	37.729	5.0301
13	11.231	1.4973	34	39.898	5.3193
14	11.987	1.5981	35	42.175	5.6229
15	12.788	1.7049	40	55.324	7.3759
16	13.634	1.8177	45	71.88	9.5832
17	14.530	1.9372	50	92.51	12.334
18	15.477	2.0634	60	149.38	19.916
19	16.477	2.1967	80	355.1	47.343
20	17.535	2.3378	100	760	101.325

附录二　25℃无限稀释时离子的摩尔电导率

正离子	$10^4 \Lambda_m^\infty{}_+/(\text{S} \cdot \text{m}^2 \cdot \text{mol}^{-1})$	负离子	$10^4 \Lambda_m^\infty{}_-/(\text{S} \cdot \text{m}^2 \cdot \text{mol}^{-1})$
H^+	39.82	OH^-	198.00
Na^+	50.11	Cl^-	76.34
K^+	73.52	Br^-	78.40
NH_4^+	73.40	I^-	76.80
Ag^+	61.82	NO_3^-	71.44
$1/2Ca^{2+}$	59.50	Ac^-	40.90

正离子	$10^4\Lambda_m^\infty{}_+ (S \cdot m^2 \cdot mol^{-1})$	负离子	$10^4\Lambda_m^\infty{}_- (S \cdot m^2 \cdot mol^{-1})$
$1/2Ba^{2+}$	63.64	ClO_4^-	68.00
$1/2Mg^{2+}$	53.06	$1/2SO_4^{2-}$	79.80
$1/2Pb^{2+}$	69.50		

附录三　不同温度下水的表面张力

$t/℃$	$\sigma/10^{-3}N \cdot m^{-1}$	$t/℃$	$\sigma/10^{-3}N \cdot m^{-1}$
0	75.64	21	72.59
5	74.92	22	72.44
10	74.22	23	72.28
11	74.07	24	72.13
12	73.93	25	71.97
13	73.78	26	71.82
14	73.64	27	71.66
15	73.49	28	71.50
16	73.34	29	71.35
17	73.19	30	71.18
18	73.05	35	70.38
19	72.90	40	69.56
20	72.75	45	68.74

附录四　常用浓酸浓碱的比重、含量和浓度(293K)

名称	比重/$g \cdot ml^{-1}$	含量/%(W/W)	浓度/$mol \cdot L^{-1}$
H_2SO_4	1.84	96	18
H_3PO_4	1.69	85	15
HNO_3	1.42	70	16
HCl	1.19	38	12
$HClO_4$	1.54	60	9
HF	1.15	40	27
冰乙酸	1.05	99.5	17
氨水	0.88	28	15

附录五　常用缓冲溶液的配制

碳酸氢钠缓冲溶液的配制

组　成	pH	x/ml
	9.60	5.0
	9.80	6.2
50ml 0.05mol · L^{-1}NaHCO₃ + $x$ml 0.1mol · L^{-1}NaOH 稀释至 100ml	10.00	10.7
	10.20	13.8
	10.40	16.5

续表

组　　成	pH	x/ml
50ml 0.05mol · L⁻¹NaHCO₃ +	10.60	19.1
$x$ml 0.1mol · L⁻¹NaOH 稀释至 100ml	10.80	21.2
	11.00	22.7

磷酸盐缓冲溶液的配制(298K)
(50ml 0.1mol · L⁻¹KH₂PO₄ + xm10.1mol · L⁻¹NaOH 稀释至 100ml)

pH	x	β	pH	x	B
5.80	3.6	—	7.00	29.1	0.031
5.90	4.6	0.010	7.10	32.1	0.028
6.00	5.6	0.011	7.20	34.7	0.025
6.10	6.8	0.012	7.30	37.0	0.022
6.20	8.1	0.015	7.40	39.10	0.020
6.30	9.7	0.017	7.50	41.10	0.018
6.40	11.6	0.021	7.60	42.80	0.015
6.50	13.9	0.024	7.70	44.20	0.012
6.60	16.4	0.027	7.80	45.30	0.010
6.70	19.3	0.030	7.90	46.10	0.007
6.80	22.4	0.033	8.00	46.70	—
6.90	25.9	0.033			

Tris-HCl 缓冲液(0.05mol · L⁻¹，298K)的配制

50ml 0.1mol · L⁻¹ 三羟甲基氨基甲烷(Tris)溶液与 xm10.1 mol · L⁻¹ 盐酸混匀后，加水稀释至 100ml

pH	x/ml	pH	x/ml	pH	x/ml
7.10	45.7	7.80	34.5	8.50	14.7
7.20	44.7	7.90	32.0	8.60	12.4
7.30	43.4	8.00	29.2	8.70	10.3
7.40	42.0	8.10	26.2	8.80	8.50
7.50	40.3	8.20	22.9	8.90	7.00
7.60	38.5	8.30	19.9	9.00	5.70
7.70	36.6	8.40	17.2		

附录六　弱酸弱碱解离平衡常数

化合物	化学式	温度/℃	分步	K_a(或 K_b)	pK_a(或 pK_b)
砷酸	H₃AsO₄	25	1	5.5×10^{-3}	2.26
			2	1.7×10^{-7}	6.76
			3	5.1×10^{-12}	11.29
亚砷酸	H₂AsO₃	25	—	5.1×10^{-10}	9.29
硼酸	HBO₃	20	1	5.4×10^{-10}	9.27

续表

化合物	化学式	温度/℃	分步	K_a(或 K_b)	pK_a(或 pK_b)
			2		>14
碳酸	H_2CO_3	25	1	$4.5×10^{-7}$	6.35
			2	$4.7×10^{-11}$	10.33
铬酸	H_2CrO_4	25	1	$1.8×10^{-1}$	0.74
			2	$3.2×10^{-7}$	6.49
氢氟酸	HF	25	—	$6.3×10^{-4}$	3.20
氢氰酸	HCN	25	—	$6.2×10^{-10}$	9.21
氢硫酸	H_2S	25	1	$8.9×10^{-8}$	7.05
			2	$1.2×10^{-13}$	12.90
过氧化氢	H_2O_2	25	—	$2.4×10^{-12}$	11.62
次溴酸	HBrO	25	—	$2.0×10^{-9}$	8.55
次氯酸	HClO	25	—	$3.9×10^{-8}$	7.40
次碘酸	HIO	25	—	$3×10^{-11}$	10.50
碘酸	HIO_3	25	—	$1.6×10^{-1}$	0.78
亚硝酸	HNO_2	25	—	$5.6×10^{-4}$	3.25
高碘酸	HIO_4	25	—	$2.3×10^{-2}$	1.64
磷酸	H_3PO_4	25	1	$6.9×10^{-3}$	2.16
		25	2	$6.1×10^{-8}$	7.21
		25	3	$4.8×10^{-13}$	12.32
正硅酸	H_4SiO_4	30	1	$1.2×10^{-10}$	9.90
			2	$1.6×10^{-12}$	11.80
			3	$1.0×10^{-12}$	12.00
			4	$1.0×10^{-12}$	12.00
硫酸	H_2SO_4	25	2	$1.0×10^{-2}$	1.99
亚硫酸	H_2SO_3	25	1	$1.4×10^{-2}$	1.85
			2	$6.0×10^{-7}$	7.20
氨水	$NH_3·H_2O$	25	—	$1.8×10^{-5}$	4.75
氢氧化钙	Ca^{2+}	25	2	$4.0×10^{-2}$	1.40
氢氧化铝	Al^{3+}	25	—	$1.0×10^{-9}$	9.00
氢氧化银	Ag^+	25	—	$1.0×10^{-2}$	2.00
氢氧化锌	Zn^{2+}	25	—	$7.9×10^{-7}$	6.10
甲酸	HCOOH	25	1	$1.8×10^{-4}$	3.75
乙(醋)酸	CH_3COOH	25	1	$1.8×10^{-5}$	4.76
丙酸	C_2H_5COOH	25	1	$1.3×10^{-5}$	4.87
一氯乙酸	$CH_2ClCOOH$	25	1	$1.4×10^{-3}$	2.85
草酸	$C_2H_2O_4$	25	1	$5.6×10^{-2}$	1.25
			2	$1.5×10^{-4}$	3.81
柠檬酸	$C_6H_8O_7$	25	1	$7.4×10^{-4}$	3.13
			2	$1.7×10^{-5}$	4.76

续表

化合物	化学式	温度/℃	分步	K_a(或 K_b)	pK_a(或 pK_b)
			3	4.0×10^{-7}	6.40
巴比妥酸	$C_4H_4N_2O_3$	25	1	9.8×10^{-5}	4.01
甲胺盐酸盐	$CH_3NH_2\cdot HCl$	25	1	2.2×10^{-11}	10.66
二甲胺盐酸盐	$(CH_3)_2NH\cdot HCl$	25	1	1.9×10^{-11}	10.73
乳酸	$C_6H_3O_3$	25	1	1.4×10^{-4}	3.86
乙胺盐酸盐	$C_2H_5NH_2\cdot HCl$	20	1	2.2×10^{-11}	10.66
苯甲酸	C_6H_5COOH	25	1	6.3×10^{-5}	4.20
苯酚	C_6H_5OH	25	1	1.0×10^{-10}	9.99
邻苯二甲酸	$C_8H_6O_4$	25	1	1.1×10^{-3}	2.94
			2	3.7×10^{-6}	5.43
Tris-HCl		37	1	1.4×10^{-8}	7.85
氨基乙酸盐酸盐	$H_2NCH_2COOH\cdot 2HCl$	25	1	4.5×10^{-3}	2.35
			2	1.6×10^{-10}	9.78

附录七 难溶化合物的溶度积

化合物	K_{sp}	化合物	K_{sp}	化合物	K_{sp}
AgAc	1.94×10^{-3}	$CdCO_3$	1.0×10^{-12}	$LiCO_3$	8.15×10^{-4}
AgBr	5.35×10^{-13}	CdF_2	6.44×10^{-3}	$MgCO_3$	6.82×10^{-6}
$AgBrO_3$	5.38×10^{-5}	$Cd(IO_3)_2$	2.5×10^{-8}	MgF_2	5.16×10^{-11}
AgCN	5.97×10^{-17}	$Cd(OH)_2$	7.2×10^{-15}	$Mg(OH)_2$	5.61×10^{-12}
AgCl	1.77×10^{-10}	CdS	8.0×10^{-27}	$Mg_3(PO_4)_2$	1.04×10^{-24}
AgI	8.52×10^{-17}	$Cd_3(PO_4)_2$	2.53×10^{-33}	$MnCO_3$	2.24×10^{-11}
$AgIO_3$	3.17×10^{-8}	$Co_3(PO_4)_2$	2.05×10^{-35}	$Mn(IO_3)_2$	4.37×10^{-7}
AgSCN	1.03×10^{-12}	CuBr	6.27×10^{-9}	$Mn(OH)_2$	2.06×10^{-13}
Ag_2CO_3	8.46×10^{-12}	CuC_2O_4	4.43×10^{-10}	MnS	2.50×10^{-13}
$Ag_2C_2O_4$	5.40×10^{-12}	CuCl	1.72×10^{-7}	$NiCO_3$	1.42×10^{-7}
Ag_2CrO_4	1.12×10^{-12}	CuI	1.27×10^{-12}	$Ni(IO_3)_2$	4.71×10^{-5}
Ag_2S	6.30×10^{-50}	CuS	6.30×10^{-36}	$Ni(OH)_2$	5.48×10^{-16}
Ag_2SO_3	1.50×10^{-14}	CuSCN	1.77×10^{-13}	α-NiS	3.20×10^{-19}
Ag_2SO_4	1.20×10^{-5}	Cu_2S	2.50×10^{-48}	$Ni_3(PO_4)_2$	4.74×10^{-32}
Ag_3AsO_4	1.03×10^{-22}	$Cu_3(PO_4)_2$	1.40×10^{-37}	$PbCO_3$	7.40×10^{-14}
Ag_3PO_4	8.89×10^{-17}	$FeCO_3$	3.13×10^{-11}	$PbCl_2$	1.70×10^{-5}
$Al(OH)_3$	1.10×10^{-33}	FeF_2	2.36×10^{-6}	PbF_2	3.30×10^{-8}
$AlPO_4$	9.84×10^{-21}	$Fe(OH)_2$	4.87×10^{-17}	PbI_2	9.80×10^{-9}
$BaCO_3$	2.58×10^{-9}	$Fe(OH)_3$	2.79×10^{-39}	$PbSO_4$	2.53×10^{-8}
$BaCrO_4$	1.17×10^{-10}	FeS	6.30×10^{-18}	PbS	8.00×10^{-28}

续表

化合物	K_{sp}	化合物	K_{sp}	化合物	K_{sp}
BaF_2	1.84×10^{-7}	HgI_2	2.90×10^{-29}	$Pb(OH)_2$	1.43×10^{-20}
$Ba(IO_3)_2$	4.01×10^{-9}	HgS	4.00×10^{-53}	$Sn(OH)_2$	5.45×10^{-27}
$BaSO_4$	1.08×10^{-10}	Hg_2Br_2	6.40×10^{-23}	SnS	1.00×10^{-25}
$BiAsO_4$	4.43×10^{-10}	Hg_2CO_3	3.60×10^{-17}	$SrCO_3$	5.60×10^{-10}
CaC_2O_4	2.32×10^{-9}	$Hg_2C_2O_4$	1.75×10^{-13}	SrF_2	4.33×10^{-9}
$CaCO_3$	3.36×10^{-9}	Hg_2Cl_2	1.43×10^{-18}	$Sr(IO_3)_2$	1.14×10^{-7}
CaF_2	3.45×10^{-11}	Hg_2F_2	3.10×10^{-6}	$SrSO_4$	3.44×10^{-7}
$Ca(IO_3)_2$	6.47×10^{-6}	Hg_2I_2	5.20×10^{-29}	$ZnCO_3$	1.46×10^{-10}
$Ca(OH)_2$	5.02×10^{-6}	Hg_2SO_4	6.5×10^{-7}	ZnF_2	3.04×10^{-2}
$CaSO_4$	4.93×10^{-5}	$KClO_4$	1.05×10^{-2}	$Zn(OH)_2$	3.0×10^{-17}
$Ca_3(PO_4)_2$	2.07×10^{-33}	$K_2[PtCl_6]$	7.48×10^{-6}	$\alpha\text{-}ZnS$	1.60×10^{-24}

附录八　标准电极电位表(298.15K，100kPa)

半反应	$\varphi^{\ominus}/V$	半反应	$\varphi^{\ominus}/V$
$Sr^+ + e \rightleftharpoons Sr$	-4.10	$Sn^{4+} + 2e \rightleftharpoons Sn^{2+}$	0.151
$Li^+ + e \rightleftharpoons Li$	-3.0401	$Cu^{2+} + e \rightleftharpoons Cu^+$	0.153
$Ca(OH)_2 + 2e \rightleftharpoons Ca + 2OH^-$	-3.02	$Fe_2O_3 + 4H^+ + 2e \rightleftharpoons 2FeOH^+ + H_2O$	0.16
$K^+ + e \rightleftharpoons K$	-2.931	$SO_4^{2-} + 4H^+ + 2e \rightleftharpoons H_2SO_3 + H_2O$	0.172
$Ba^{2+} + 2e \rightleftharpoons Ba$	-2.912	$AgCl + e \rightleftharpoons Ag + Cl^-$	0.2223
$Ca^{2+} + 2e \rightleftharpoons Ca$	-2.868	$As_2O_3 + 6H^+ + 6e \rightleftharpoons 2As + 3H_2O$	0.234
$Na^+ + e \rightleftharpoons Na$	-2.71	$HAsO_2 + 3H^+ + 3e \rightleftharpoons As + 2H_2O$	0.248
$Mg^{2+} + 2e \rightleftharpoons Mg$	-2.372	$Hg_2Cl_2 + 2e \rightleftharpoons 2Hg + 2Cl^-$	0.2681
$Mg(OH)_2 + 2e \rightleftharpoons Mg + 2OH^-$	-2.690	$Cu^{2+} + 2e \rightleftharpoons Cu$	0.3419
$Al(OH)_3 + 3e \rightleftharpoons Al + 3OH^-$	-2.31	$Ag_2O + H_2O + 2e \rightleftharpoons 2Ag + 2OH^-$	0.342
$Be^{2+} + 2e \rightleftharpoons Be$	-1.847	$[Fe(CN)_6]^{3-} + e \rightleftharpoons [Fe(CN)_6]^{4-}$	0.358
$Al^{3+} + 3e \rightleftharpoons Al$	-1.662	$[Ag(NH_3)_2]^+ + e \rightleftharpoons Ag + 2NH_3$	0.373
$Mn(OH)_2 + 2e \rightleftharpoons Mn + 2OH^-$	-1.56	$O_2 + 2H_2O + 4e \rightleftharpoons 4OH^-$	0.401
$ZnO + H_2O + 2e \rightleftharpoons Zn + 2OH^-$	-1.260	$H_2SO_3 + 4H^+ + 4^- \rightleftharpoons S + 3H_2O$	0.449
$H_2BO_3^- + 5H_2O + 8e \rightleftharpoons BH_4^- + 8OH^-$	-1.24	$IO^- + H_2O + 2e \rightleftharpoons I^- + 2OH^-$	0.485
$Mn^{2+} + 2e \rightleftharpoons Mn$	-1.185	$Cu^+ + e \rightleftharpoons Cu$	0.521
$2SO_3^{2-} + 2H_2O + 2e \rightleftharpoons S_2O_4^{2-} + 4OH^-$	-1.12	$I_2 + 2e \rightleftharpoons 2I^-$	0.5355
$PO_4^{3-} + 2H_2O + 2e \rightleftharpoons HPO_3^{2-} + 3OH^-$	-1.05	$I_3^- + 2e \rightleftharpoons 3I^-$	0.536
$SO_4^{2-} + H_2O + 2e \rightleftharpoons SO_3^{2-} + 2OH^-$	-0.93	$AgBrO_3 + e \rightleftharpoons Ag + BrO_3^-$	0.546
$2H_2O + 2e \rightleftharpoons H_2 + 2OH^-$	-0.8277	$MnO_4^- + e \rightleftharpoons MnO_4^{2-}$	0.558
$Zn^{2+} + 2e \rightleftharpoons Zn$	-0.7618	$AsO_4^{3-} + 2H^+ + 2e \rightleftharpoons AsO_3^{2-} + H_2O$	0.559
$Cr^{3+} + 3e \rightleftharpoons Cr$	-0.744	$H_3AsO_4 + 2H^+ + 2e \rightleftharpoons HAsO_2 + 2H_2O$	0.560
$AsO_4^{3-} + 2H_2O + 2e \rightleftharpoons AsO_2^- + 4OH^-$	-0.71	$MnO_4^- + 2H_2O + 3e \rightleftharpoons MnO_2 + 4OH^-$	0.595
$AsO_2^- + 2H_2O + 3e \rightleftharpoons As + 4OH^-$	-0.68	$Hg_2SO_4 + 2e \rightleftharpoons 2Hg + SO_4^{2-}$	0.6125

续表

半反应	$\varphi^{\ominus}$/V	半反应	$\varphi^{\ominus}$/V
$SbO_2^- + 2H_2O + 3e \rightleftharpoons Sb + 4OH^-$	-0.66	$O_2 + 2H^+ + 2e \rightleftharpoons H_2O_2$	0.695
$SbO_3^- + H_2O + 2e \rightleftharpoons SbO_2^- + 2OH^-$	-0.59	$[PtCl_4]^{2-} + 2e \rightleftharpoons Pt + 4Cl^-$	0.755
$Fe(OH)_3 + e \rightleftharpoons Fe(OH)_2 + OH^-$	-0.56	$BrO^- + H_2O + 2e \rightleftharpoons Br^- + 2OH^-$	0.761
$2CO_2 + 2H^+ + 2e \rightleftharpoons H_2C_2O_4$	-0.49	$Fe^{3+} + e \rightleftharpoons Fe^{2+}$	0.771
$B(OH)_3 + 7H^+ + 8e \rightleftharpoons BH_4^- + 3H_2O$	-0.481	$Hg_2^{2+} + 2e \rightleftharpoons 2Hg$	0.7973
$S + 2e \rightleftharpoons S^{2-}$	-0.4763	$Ag^+ + e \rightleftharpoons Ag$	0.7996
$Fe^{2+} + 2e \rightleftharpoons Fe$	-0.447	$ClO^- + H_2O + 2e \rightleftharpoons Cl^- + 2OH^-$	0.81
$Cr^{3+} + e \rightleftharpoons Cr^{2+}$	-0.407	$Hg^{2+} + 2e \rightleftharpoons Hg$	0.851
$Cd^{2+} + 2e \rightleftharpoons Cd$	-0.4030	$2Hg^{2+} + 2e \rightleftharpoons Hg_2^{2+}$	0.920
$PbSO_4 + 2e \rightleftharpoons Pb + SO_4^{2-}$	-0.3588	$NO_3^- + 3H^+ + 2e \rightleftharpoons HNO_2 + H_2O$	0.934
$Tl^+ + e \rightleftharpoons Tl$	-0.336	$Pd^{2+} + 2e \rightleftharpoons Pd$	0.951
$[Ag(CN)_2]^- + e \rightleftharpoons Ag + 2CN^-$	-0.31	$Br_2(l) + 2e \rightleftharpoons 2Br^-$	1.066
$Co^{2+} + 2e \rightleftharpoons Co$	-0.28	$Br_2(aq) + 2e \rightleftharpoons 2Br^-$	1.087
$H_3PO_4 + 2H^+ + 2e \rightleftharpoons H_3PO_3 + H_2O$	-0.276	$2IO_3^- + 12H^+ + 10e \rightleftharpoons I_2 + 6H_2O$	1.195
$PbCl_2 + 2e \rightleftharpoons Pb + 2Cl^-$	-0.2675	$ClO_3^- + 3H^+ + 2e \rightleftharpoons HClO_2 + H_2O$	1.214
$Ni^{2+} + 2e \rightleftharpoons Ni$	-0.257	$MnO_2 + 4H^+ + 2e \rightleftharpoons Mn^{2+} + 2H_2O$	1.224
$V^{3+} + e \rightleftharpoons V^{2+}$	-0.255	$O_2 + 4H^+ + 4e \rightleftharpoons 2H_2O$	1.229
$CdSO_4 + 2e \rightleftharpoons Cd + SO_4^{2-}$	-0.246	$Cr_2O_7^{2-} + 14H^+ + 6e \rightleftharpoons 2Cr^{3+} + 7H_2O$	1.232
$Cu(OH)_2 + 2e \rightleftharpoons Cu + 2OH^-$	-0.222	$Tl^{3+} + 2e \rightleftharpoons Tl^+$	1.252
$CO_2 + 2H^+ + 2e \rightleftharpoons HCOOH$	-0.199	$2HNO_2 + 4H^+ + 4e \rightleftharpoons N_2O + 3H_2O$	1.297
$AgI + e \rightleftharpoons Ag + I^-$	-0.1522	$HBrO + H^+ + 2e \rightleftharpoons Br^- + H_2O$	1.331
$O_2 + 2H_2O + 2e \rightleftharpoons H_2O_2 + 2OH^-$	-0.146	$HCrO_4^- \; HCrO_4^- + 7H^+ + 3e \rightleftharpoons Cr^{3+} + 4H_2O$	1.350
$Sn^{2+} + 2e \rightleftharpoons Sn$	-0.1375	$Cl_2(g) + 2e \rightleftharpoons 2Cl^-$	1.3583
$CrO_4^{2-} + 4H_2O + 3e \rightleftharpoons Cr(OH)_3 + 5OH^-$	-0.13	$ClO_4^- + 8H^+ + 8e \rightleftharpoons Cl^- + 4H_2O$	1.389
$Pb^{2+} + 2e \rightleftharpoons Pb$	-0.1262	$HClO + H^+ + 2e \rightleftharpoons Cl^- + H_2O$	1.482
$O_2 + H_2O + 2e \rightleftharpoons HO_2^- + OH^-$	-0.076	$MnO_4^- + 8H^+ + 5e \rightleftharpoons Mn^{2+} + 4H_2O$	1.507
$Fe^{3+} + 3e \rightleftharpoons Fe$	-0.037	$MnO_4^- \; MnO_4^- + 4H^+ + 3e \rightleftharpoons MnO_2 + 2H_2O$	1.679
$Ag_2S + 2H^+ + 2e \rightleftharpoons 2Ag + H_2S$	-0.0366	$Au^+ + e \rightleftharpoons Au$	1.692
$2H^+ + 2e \rightleftharpoons H_2$	0.0000	$Ce^{4+} + e \rightleftharpoons Ce^{3+}$	1.72
$Pd(OH)_2 + 2e \rightleftharpoons Pd + 2OH^-$	0.07	$H_2O_2 + 2H^+ + 2e \rightleftharpoons 2H_2O$	1.776
$AgBr + e \rightleftharpoons Ag + Br^-$	0.0713	$Co^{3+} + e \rightleftharpoons Co^{2+}$	1.92
$S_4O_6^{2-} + 2e \rightleftharpoons 2S_2O_3^{2-}$	0.08	$S_2O_8^{2-} + 2e \rightleftharpoons 2SO_4^{2-}$	2.010
$[Co(NH3)_6]^{3+} + e \rightleftharpoons [Co(NH3)_6]^{2+}$	0.108	$F_2 + 2e \rightleftharpoons 2F^-$	2.866
$S + 2H^+ + 2e \rightleftharpoons H_2S(aq)$	0.142		

附录九 配合物的稳定常数

配体及金属离子	$\lg\beta_1$	$\lg\beta_2$	$\lg\beta_3$	$\lg\beta_4$	$\lg\beta_5$	$\lg\beta_6$
氨(NH_3)						
Co^{2+}	2.11	3.74	4.79	5.55	5.73	5.11

续表

配体及金属离子	lgβ_1	lgβ_2	lgβ_3	lgβ_4	lgβ_5	lgβ_6
Co^{3+}	6.7	14.0	20.1	25.7	30.8	35.2
Cu^{2+}	4.31	7.98	11.02	13.32	12.86	
Hg^{2+}	8.8	17.5	18.5	19.28		
Ni^{2+}	2.80	5.04	6.77	7.96	8.71	8.74
Ag^+	3.24	7.05				
Zn^{2+}	2.37	4.81	7.31	9.46		
Cd^{2+}	2.65	4.75	6.19	7.12	6.80	5.14
氯离子(Cl^-)						
Sb^{3+}	2.26	3.49	4.18	4.72		
Bi^{3+}	2.44	4.7	5.0	5.6		
Cu^+		5.5	5.7			
Pt^{2+}		11.5	14.5	16.0		
Hg^{2+}	6.74	13.22	14.07	15.07		
Au^{3+}		9.8				
Ag^+	3.04	5.04				
氰离子(CN^-)						
Au^+		38.3				
Cd^{2+}	5.48	10.60	15.23	18.78		
Cu^+		24.0	28.59	30.30		
Fe^{2+}						35
Fe^{3+}						42
Hg^{2+}				41.4		
Ni^{2+}				31.3		
Ag^+		21.1	21.7	20.6		
Zn^{2+}				16.7		
氟离子(F^-)						
Al^{3+}	6.10	11.15	15.00	17.75	19.37	19.84
Fe^{3+}	5.28	9.30	12.06			
碘离子(I^-)						
Bi^{3+}	3.63			14.95	16.80	18.80
Hg^{2+}	12.87	23.82	27.60	29.83		
Ag^+	6.58	11.74	13.68			
硫氰酸根(SCN^-)						
Fe^{3+}	2.95	3.36				
Hg^{2+}		17.47		21.23		
Au^+		23		42		
Ag^+		7.57	9.08	10.08		
硫代硫酸根($S_2O_3^{2-}$)						
Ag^+	8.82	13.46				
Hg^{2+}		29.44	31.90	33.24		
Cu^+	10.27	12.22	13.84			

续表

配体及金属离子	$\lg\beta_1$	$\lg\beta_2$	$\lg\beta_3$	$\lg\beta_4$	$\lg\beta_5$	$\lg\beta_6$
醋酸根(CH_3COO^-)						
Fe^{3+}	3.2					
Hg^{2+}		8.43				
Pb^{2+}	2.52	4.0	6.4	8.5		
枸橼酸根(按 L^{3-} 配体)						
Al^{3+}	20.0					
Co^{2+}	12.5					
Cd^{2+}	11.3					
Cu^{2+}	14.2					
Fe^{2+}	15.5					
Fe^{3+}	25.0					
Ni^{2+}	14.3					
Zn^{2+}	11.4					
乙二胺($H_2NCH_2CH_2NH_2$)						
Co^{2+}	5.91	10.64	13.94			
Cu^{2+}	10.67	20.00	21.0			
Zn^{2+}	5.77	10.83	14.11			
Ni^{2+}	7.52	13.84	18.33			
草酸根($C_2O_4^{2-}$)						
Cu^{2+}	6.16	8.5				
Fe^{2+}	2.9	4.52	5.22			
Fe^{3+}	9.4	16.2	20.2			
Hg^{2+}		6.98				
Zn^{2+}	4.89	7.60	8.15			
Ni^{2+}	5.3	7.64	～8.5			

附录十 常用指示剂

酸碱指示剂

名称	变色 pH 值范围	颜色变化	配制方法
0.1%百里酚蓝	1.2～2.8	红→黄	0.1g 百里酚蓝+20ml 乙醇，加水至 100ml
0.1%甲基橙	3.1～4.4	红→黄	0.1g 甲基橙溶于 100ml 热水中
0.1%溴酚蓝	3.0～1.6	黄→紫蓝	0.1g 溴酚蓝+20ml 乙醇，加水至 100ml
0.1%溴甲酚绿	4.0～5.4	黄→蓝	0.1g 溴甲酚绿+20ml 乙醇，加水至 100 ml
0.1%甲基红	4.8～6.2	红→黄	0.1g 甲基红+60ml 乙醇，加水至 100 ml
0.1%溴百里酚蓝	6.0～7.6	黄→蓝	0.1g 溴百里酚蓝+20ml 乙醇，加水至 100 ml
0.1%中性红	6.8～8.0	红→黄橙	0.1g 中性红+60ml 乙醇，加水至 100 ml
0.2%酚酞	8.0～9.6	无→红	0.2g 酚酞+90ml 乙醇，加水至 100 ml
0.1%百里酚蓝	8.0～9.6	黄→蓝	0.1g 百里酚蓝+20ml 乙醇，加水至 100 ml
0.1%百里酚酞	9.4～10.6	无→蓝	0.1g 百里酚酞+90ml 乙醇，加水至 100 ml
0.1%茜素黄	10.1～12.1	黄→紫	0.1g 茜素黄溶于 100ml 水中

金属指示剂

指示剂	游离颜色	配合物颜色	配制方法
铬酸钾	黄	砖红	5%水溶液
硫酸铁铵	无色	血红	$NH_4Fe(SO_4)_2 \cdot 12H_2O$ 饱和水溶液，加数滴浓 H_2SO_4
荧光黄	绿色荧光	玫瑰红	0.50g 荧光黄溶于乙醇，并用乙醇稀释至 100ml
铬黑 T	蓝	酒红	(1)2g 铬黑 T 溶于 15ml 三乙醇胺及 5ml 甲醇中；(2)1g 铬黑 T 与 100gNaCl 研细、混匀(1:100)
钙指示剂	蓝	红	0.5g 钙指示剂与 100g NaCl 研细、混匀
二甲酚橙	黄	红	0.5g 二甲酚橙溶于 100ml 去离子水中
K-B 指示剂	蓝	红	0.5g 酸性铬蓝 K 加 1.25g 萘酚绿 B，加 25gK_2SO_4 研细，混匀
PAN 指示剂	黄	红	0.2gPAN 溶于 100ml 乙醇中
邻苯二酚紫	紫	蓝	0.1g 邻苯二酚紫溶于 100ml 去离子水中

附录十一 常用基准物质的干燥条件和应用范围

基准物质名称	化学式	干燥后组成	干燥条件/℃	标定对象
碳酸氢钠	$NaHCO_3$	Na_2CO_3	270～300	酸
碳酸钠	$Na_2CO_3 \cdot 10H_2O$	Na_2CO_3	270～300	酸
硼砂	$Na_2B_4O_7 \cdot 10H_2O$	$Na_2B_4O_7 \cdot 10H_2O$	含 NaCl 和蔗糖饱和水溶液的干燥器中	酸
碳酸氢钾	$KHCO_3$	K_2CO_3	270～300	酸
草酸	$H_2C_2O_4 \cdot 2H_2O$	$H_2C_2O_4 \cdot 2H_2O$	室温空气干燥	碱或 $KMnO_4$
邻苯二甲酸氢钾	$KHC_8H_4O_4$	$KHC_8H_4O_4$	110～120	碱
重铬酸钾	$K_2Cr_2O_7$	$K_2Cr_2O_7$	140～150	还原剂
溴酸钾	$KBrO_3$	$KBrO_3$	130	还原剂
碘酸钾	KIO_3	KIO_3	130	还原剂
铜	Cu	Cu	室温干燥器中保存	还原剂
三氧化二砷	As_2O_3	As_2O_3	室温干燥器中保存	氧化剂
草酸钠	$Na_2C_2O_4$	$Na_2C_2O_4$	130	氧化剂
碳酸钙	$CaCO_3$	$CaCO_3$	110	EDTA
锌	Zn	Zn	室温干燥器中保存	EDTA
氧化锌	ZnO	ZnO	900～1000	EDTA
氯化钠	NaCl	NaCl	500～600	$AgNO_3$
氯化钾	KCl	KCl	500～600	$AgNO_3$
硝酸银	$AgNO_3$	$AgNO_3$	180～290	氯化物

主要参考文献

陈文娟, 刘灿. 2008. 药物分析实验. 北京：中国医药科技出版社.

崔黎丽. 2011. 物理化学实验指导. 北京：人民卫生出版社.

范国荣. 2011. 药物分析实验指导. 北京：人民卫生出版社.

侯华新. 2013. 分析化学实验. 北京：人民卫生出版社.

李发美. 2007. 分析化学实验指导. 第2版. 北京：人民卫生出版社.

林宝凤. 2003. 基础化学实验技术绿色化教程. 北京：科学出版社.

刘幸平, 吴巧凤. 2012. 无机化学实验. 北京：人民卫生出版社.

王学东. 2010. 医用化学实验. 济南：山东人民出版社.

徐春祥. 2011. 基础化学实验指导. 北京：人民卫生出版社.

尹华, 张振秋. 2013. 仪器分析实验. 北京：人民卫生出版社.

赵怀清. 2011. 分析化学实验指导. 北京：人民卫生出版社.